POC 心エコー マニュアル

Point of Careで症状から考える
心臓超音波検査

柴山謙太郎
東京ベイ・浦安市川医療センター
循環器内科医長／心血管イメージング教育プログラムディレクター

舩越 拓
東京ベイ・浦安市川医療センター
救急集中治療科救急外来部門部長／IVR科科長

渡辺弘之
東京ベイ・浦安市川医療センター
ハートセンター長

文光堂

監修のことば

　心エコー図は小さくて質の悪い CT 検査ではありません．身体所見に立脚した系統的エコーは診療全体の方向を決める最も重要な検査です．特に最初のエコーはハートチームにとって極めて重要な指針を与えます．時にはわずか 1 枚の静止画が有力な根拠となって，目の前の症例を緊急手術に導き，一刻を争う現場で救命に繋がります．

　心エコー図の価値は，いつでも・どこでも・誰にでもできることです．それはこの検査が非侵襲であり，繰り返し実施されている事実や，検査室用の検査機器からポケットに入るエコーまで多様な機種があることに現れています．実際にエコーが実施される現場は検査室の中だけではありません．救急室で，ICU で，一般病棟で，そして外来で，およそ医療が行われる全ての場所でエコーでの検査ができるのです．

　しかし心エコー図検査にはスキルが必要です．そのスキルは，多職種のハートチームに必須のものです．スキルを向上させることが診療レベルを押し上げることにつながると考えます．私たちは常に説得力のあるエコー画像を記録し，正確に計測し，適切に診断することが求められます．

　心不全や弁膜症など，心疾患が増え続ける中で，私たちにできることは，すぐれた心エコー技師を待つことではありません．時には私たち自身が記録者となり，より速く，その場に応じた心エコー図を活かして患者さんに最善の医療を提供する必要があるのだと思います．

　この小さな本には，ベッドサイドで困ったときにきっと役立つ内容を厳選して収録してあります．言い換えれば，忘れてはならない最重要項目のエッセンスで成り立っているともいえます．各々の理論的背景や原理については，是非成書を紐解いて学び，論文を検索して新たな知識で検証してください．それはこの本を活かす最良の方法です．

最後に，本書は，東京ベイ・浦安市川医療センターの医療技術部，心臓血管外科，循環器内科，総合内科，救急集中治療科の数多くのスタッフの努力の上に成り立っています．ここに心から感謝いたします．私たちは，心エコー図の専門家から多くのことを学びましたが，ここに書かれている内容は，東京ベイの臨床現場で毎日語られていることでもあります．

　この小さなマニュアルが，高い志を持ち，努力を続ける仲間の手助けに少しでもなれば幸いです．

2018 年 2 月吉日

渡辺　弘之

序　文

　本書は，救急室や病棟のベッドサイド（Point of Care：POC）で医師やコメディカルが患者の病態評価や診断を行う際に，その手助けとなるように書かれた心エコーマニュアルです．本書を執筆した理由は，救急医や若手医師，総合診療医やコメディカルの方から心エコーのコンサルトを受ける度に，世の中にPOC心エコーに関する情報が圧倒的に不足していると感じるようになったからです．

　救急医や若手医師，総合診療医やコメディカルは日常診療で循環器疾患に対応する機会が多く，また，心エコーについての勉強も非常に熱心です．しかし，心エコーのコンサルトを受けてPOCで撮った心エコー画像を見てみると，何を評価すればよいのか困っているように感じることがあります．その理由として，「POC心エコーに焦点をあてた情報が少ない」ことが挙げられます．心エコーの成書は，心エコーを専門とする医師やコメディカルが検査室で実施する心エコーをさらにスキルアップさせる目的で書かれたものがほとんどです．しかし，心エコーを専門としない医師やコメディカルが真に必要としているのは，POC心エコーでのチェックポイントやその解釈方法についてです．そこで我々は，POC心エコーの使い方やチェックポイント，解釈に重点を置いた，現場で簡便に使用できるマニュアルを作成したいと考えた次第です．

　最後に，このマニュアルを作成するにあたり，文光堂編集企画部の堀内珠理さん，当院ハートセンターの皆さん，心エコーファミリーの皆さん，内科レジデントの平松由布季先生から多大なアドバイスを頂いたことに対して，この場を借りて厚くお礼申し上げます．また，最大のサポートをしてくれる家族にもこの場を借りて感謝を伝えたいと思います．

2018年2月吉日

柴山　謙太郎

Contents

STEP 1 POCで撮る！心エコー図断面 　　柴山謙太郎
1. エコープローブの種類 2
2. 体位と呼吸 3
3. POC 心エコー 4
4. 心エコーのアプローチ 5
5. 基本断面 6
6. ドプラ法 10

STEP 2 POCで活かす！身体所見のとり方 　　渡辺弘之
1. 身体所見の意味 14
2. 四肢末梢 15
3. 頸　部 16
4. 胸　部 18
5. 腹　部 20
6. 聴　診 22

STEP 3 POCで考える！症状から導く鑑別 　　舩越　拓
1. ショック 26
2. 胸　痛 28
3. 失　神 30
4. 動　悸 32
5. 呼吸苦・浮腫 34

STEP 4 POCで診る！心エコー図診断 　　柴山謙太郎

FCU
1. FCU チェックポイント 36
2. 病態評価からの診断のながれ 40

TTE：疾患各論
A 急性心不全 44

- B 虚血性心疾患
  - 1. 急性冠症候群（ACS） ··············· 50
  - 2. 労作性狭心症（AP） ················· 62
- C 弁膜症
  - 1. 大動脈弁狭窄（AS） ················· 66
  - 2. 急性大動脈弁逆流（AR） ··········· 68
  - 3. 急性僧帽弁逆流（MR） ·············· 70
- D 心筋症
  - 1. 閉塞性肥大型心筋症（HOCM） ···· 72
  - 2. 拡張型心筋症（DCM） ··············· 74
  - 3. たこつぼ型心筋症 ····················· 78
- E 感染・腫瘍
  - 1. 急性心筋炎 ······························ 80
  - 2. 感染性心内膜炎（IE） ················ 82
  - 3. 心臓粘液腫 ······························ 84
- F 血管疾患
  - 1. 急性大動脈解離（AD） ·············· 86
  - 2. 肺血栓塞栓症（PTE） ················ 92
- G 心タンポナーデ ····························· 96

Appendix 心エコー図の基準値

柴山謙太郎

- 1. 心臓サイズ ································· 99
- 2. 弁膜症の重症度評価 ··················· 100

文 献 ··· 102
索 引 ··· 106

本書の使い方

本マニュアルでは，できるだけ臨床での POC 心エコーの活用法に沿うように，STEP 1 から STEP 4 までの構成とし，付録として心エコー図の基準値を掲載しています

> **診察前の基礎知識**
> ・心エコーの撮り方 **STEP●1**
> ・身体所見のとり方 **STEP●2**

> **Point of Care**
> ・症状から鑑別疾患を考察（**STEP●3**）
> ・身体所見や検査で疾患を疑う

> **POC 心エコー** **STEP●4**
> ・FCU で病態評価
> ・TTE_L で診断

本書に掲載の心エコー図のみかた

※本書に掲載の心エコー図は，下記のように基本断面の種類，アプローチ，タイミングが一目でわかるようにしています
（→詳細は p.5「心エコーのアプローチ」参照）．

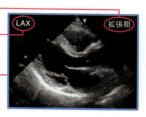

タイミング

基本断面
例）LAX：左室長軸断面

アプローチ（枠の色）
青：傍胸骨アプローチ
赤：心尖部アプローチ
黄：心窩部アプローチ

STEP●1 POCで撮る！心エコー図断面
- □ POC心エコーの撮り方，体位などをチェックしよう！
- □ FCUとTTE_Lの考え方を確認しよう！

STEP●2 POCで活かす！身体所見のとり方
- □ 部位別の必要最小限の身体所見を確認しよう！
- □ 身体所見に関連する鑑別疾患を把握しよう！
- □ POCでは鑑別疾患に焦点を絞った身体所見も重要！

STEP●3 POCで考える！症状から導く鑑別
- □ 症状から鑑別疾患を考察しよう！
- □ 身体所見や検査で疾患を疑おう！

STEP●4 POCで診る！心エコー図診断
- □ FCUで病態評価をしよう！
- □ TTE_L疾患各論：診断のポイントを流れに沿って確認！

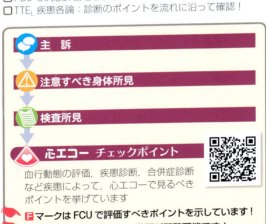

血行動態の評価，疾患診断，合併症診断など疾患によって，心エコーで見るべきポイントを挙げています

F マークはFCUで評価すべきポイントを示しています！

QRコードから，心エコー動画が閲覧可能です！

※動画共有サービス（YouTube）にて，『POC心エコー』をチャンネル登録すると，次回から簡単に閲覧できます

Appendix 心エコー図の基準値
・日本人の心エコー図 基準値と弁膜症の重症度評価をまとめました．POCでは計測に時間をかけすぎて診断が遅れることがないように注意しましょう．

覚えておくと便利な略語

Ao	aorta	大動脈
AR	aortic valve regurgitation	大動脈弁逆流
DcT	deceleration time	E 波の減速時間
E/A	左室流入血流速度の拡張早期波（E 波）と心房収縮期波（A 波）のピーク流速の比	
EF	ejection fraction	（左室）駆出率
IVC	inferior vena cava	下大静脈
IVS	interventricular septum	心室中隔
LA	left atrium	左房
LAA	LA appendage	左心耳
LCC	left coronary cusp	左冠尖
LCX	left circumflex artery	左回旋枝
LV	left ventricle	左室
LVOT	LV outflow tract	左室流出路
MR	mitral valve regurgitation	僧帽弁逆流
NCC	non coronary cusp	無冠尖
PA	pulmonaly artery	肺動脈
PCWP	pulmonary capillary wedged pressure	肺静脈楔入圧
PV	pulmonary vein	肺静脈
RA	right atrium	右房
RCC	right coronary cusp	右冠尖
RV	right ventricle	右室
RVOT	RV outflow tract	右室流出路
SVC	superior vena cava	上大静脈
TR	tricuspid valve regurgitation	三尖弁逆流
VTI	velocity time integral	流速時間積分値

STEP・1 POCで撮る！心エコー図断面
2

STEP・2 POCで活かす！身体所見のとり方
14

STEP・3 POCで考える！症状から導く鑑別
26

STEP・4 POCで診る！心エコー図診断
36

Appendix 心エコー図の基準値
99

STEP・1

POCで撮る！ 心エコー図断面

① エコープローブの種類

プローブ	セクター	リニア	コンベックス
中心周波数	2〜7.5 MHz	2.5〜12 MHz	2〜7.5 MHz
特徴	・接地面が小さく、浅い視野は狭い ・深部は広く観察できる ・エコーウィンドウが小さくても使用可能	・接地面が広く、高周波なため、表在臓器の観察に優れる	・接地面が広く、低周波なため、深部の観察に優れる
対象	心臓, 大血管	末梢血管, 表在臓器	腹部

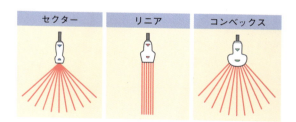

② 体位と呼吸

1) 傍胸骨アプローチ

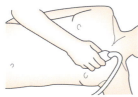

- 左側臥位（肺が左方に偏位し，エコーウィンドウが得られるため）
- 肺気腫患者では伏臥位に近い左側臥位にする
- 胸骨左縁の第3ないし第4肋間からエコービームを投入

2) 心尖部アプローチ

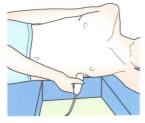

- 左側臥位（肺が左方に偏位し，エコーウィンドウが得られるため）
- 心尖部（肋間は被検者ごとに異なる）からエコービームを投入
- 正常心尖部は左鎖骨中線外側だが，心拡大患者では左中腋窩線まで偏位する

3) 心窩部アプローチ

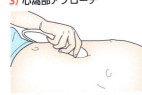

- 仰臥位
- エコービームを被検者左肩に向ける
- 緊急時などで，体位変換できない患者に特に有用

4) 呼 吸
- 傍胸骨アプローチでは深呼気とする（肺が萎み，エコーウィンドウが得られるため）
- 心尖部アプローチでは深吸気で良好な画像が得られることがある

③ POC 心エコー

POC 心エコーの特徴
- POC (Point of Care) 心エコーとは，ベッドサイドで行われる簡便な検査の一つ
- 患者の病態把握や循環器疾患の診断に有用
- FCU (Focused Cardiac Ultrasound) と TTE_L (Limited Transthoracic Echocardiography) を組み合わせて診療に活用

A) FCU
- POC で簡便な病態評価を目的とする，ドプラ法を必須としない心エコー
- 心エコー画像や項目が限られるため，初心者でも一定の評価が可能
- 鑑別疾患まで診断できないことが多い

B) TTE_L
- 病態評価のみでなく鑑別疾患の診断や合併症の除外を目的とした心エコー
- 鑑別疾患に対して感度や特異度が高い所見に注目することで診断に近づく
- 施行者の経験値によって診断が左右されるため，POC 心エコーでの最終的な診断は心エコー経験が豊富な医師が確認

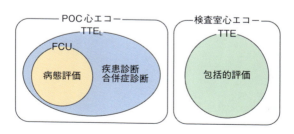

④ 心エコーのアプローチ

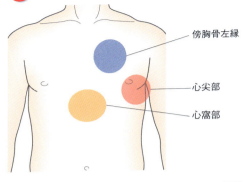

アプローチ	基本断面	FCU	TTE
連続波ドプラ（CW） パルスドプラ（PW） 組織ドプラ（TDI）			●
傍胸骨左縁 parasternal	左室長軸断面 long axis：LAX	●	●
	左室短軸断面 short axis：SAX	●	●
心尖部 apical	四腔断面 four chamber：4ch	●	●
	二腔断面 two chamber：2ch		●
	三腔断面 three chamber：3ch		●
	五腔断面 five chamber：5ch		●
心窩部 subcostal	四腔断面 4ch	●	●
	下大静脈縦断面 inferior vena cova：IVC	●	●

- CW：continuous wave Doppler
- PW：pulse wave Doppler
- TDI：tissue Doppler imaging

⑤ 基本断面

A) 傍胸骨左縁 (parasternal)
① 左室長軸断面 (LAX)

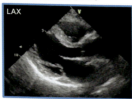
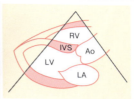

- 胸骨左縁第3・4肋間からアプローチ
- 左室長軸を含み，左室流出路と流入路を描出
- 心尖部は観察困難

② 左室短軸断面 (SAX)

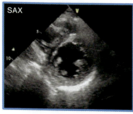
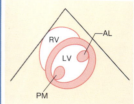

大動脈弁短軸断面 (SAX)

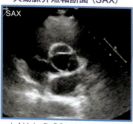
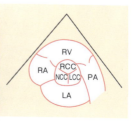

- LAX から 90° 時計方向に回転
- 左室を左室流出路，僧帽弁，乳頭筋の3つのレベルで描出
- 大動脈弁の短軸断面で描出

B) 心尖部 (apical)
① 四腔断面 (4ch)

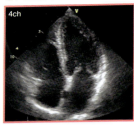 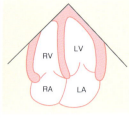

- 画面中央に心尖部がくるように描出
- 左室収縮能や壁運動評価に適している
- 大動脈弁・僧帽弁,右心・三尖弁を評価

② 二腔断面 (2ch)

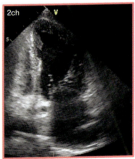 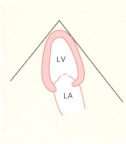

- 画面中央に心尖部がくるように描出
- 心尖部四腔断面からさらに反時計回転
- 左室収縮能の評価に有用
- 僧帽弁を評価

③ 三腔断面（3ch）

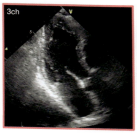 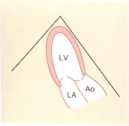

- 画面中央に心尖部がくるように描出
- 心尖部二腔断面からさらに反時計回転
- 左室収縮能の評価に有用
- 大動脈弁・僧帽弁を評価

④ 五腔断面（5ch）

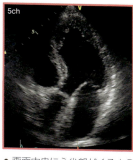 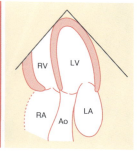

- 画面中央に心尖部がくるように描出
- 心尖部四腔断面から時計回転
- 左室収縮能の評価に有用
- 大動脈弁，僧帽弁を評価

C) 心窩部 (subcostal)
① 四腔断面 (4ch)

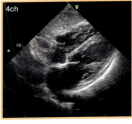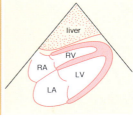

- 心窩部から上方を観察
- 心尖部四腔断面と同等の評価可能
- 心房中隔や右室前方の心嚢水を評価

② 下大静脈縦断面 (IVC)

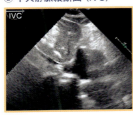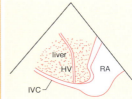

- 心窩部から上方を観察
- 下大静脈の拡大や呼吸性変動の評価に有用
- 心嚢水や右室 - 肝臓の動きを評価

⑥ ドプラ法

A) カラードプラ
- Bモードで ROI（関心領域）を設定して，血球の移動をカラー表示する方法
- プローブに近づく血流は赤，遠ざかる血流は青で表示される
- 乱流ではモザイクパターンになる

① Bモードで対象を描出
Bモードで対象を描出

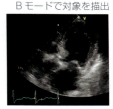

② ROI 設定

 カラードプラボタンを押す

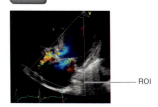

ROI

③ カラースケール設定
カラースケールを 60～70 m/s 周辺に設定

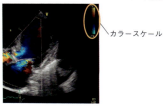

カラースケール

B) 連続波ドプラ（CW）
- 設定したドプラビーム上の血球の移動速度を計測する方法
- ドプラビーム上の最高血流速度を計測できる

① カーソル調整
カラードプラ上の対象血流にドプラビームをカーソルボタンで設定

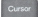 カーソルボタンを押す

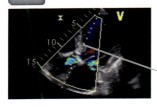

ドプラビーム

② 連続波ドプラ
カーソル上の最大血流速度を計測

 連続波ドプラボタンを押す

波形全体が見えるようにベースライン（速度0の表示）やドプラスケール（速度の範囲）を調整

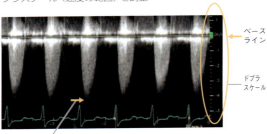

ベースライン

ドプラスケール

最高速度

・CW：continuous wave Doppler

C) パルスドプラ (PW)

- 設定したサンプルボリューム上の血流速度を計測する方法
- サンプルボリュームでの局所的な血流波形を表示，計測できる

① サンプルボリューム調整

カラードプラシグナルにドプラビームのサンプルボリュームを設定

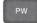 カーソルボタンを押す

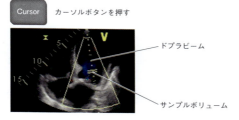

ドプラビーム

サンプルボリューム

② パルスドプラ

サンプルボリューム上の血流速度を計測

PW パルスドプラボタンを押す

波形全体が見えるようにベースラインやドプラスケールを調整

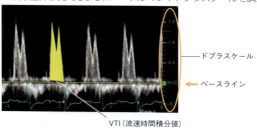

ドプラスケール

ベースライン

VTI（流速時間積分値）

・PW：pulse wave Doppler

D) 組織ドプラ (TDI)
- 設定したサンプルボリュームでの組織の移動速度を計測する方法

① 組織ドプライメージ
Bモードで組織ドプライメージボタンを押す

`TVI` 組織ドプライメージボタンを押す

② サンプルボリューム設定
ドプラビーム上のサンプルボリュームを対象に設定

`Cursor` カーソルボタンを押す

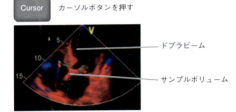

― ドプラビーム
― サンプルボリューム

③ 組織ドプラ組織移動速度
サンプルボリューム上の組織移動速度を計測

`PW` パルスドプラボタンを押す

波形全体が見えるようにベースラインやドプラスケールを調整

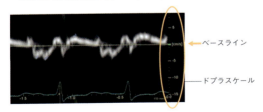

← ベースライン
― ドプラスケール

- TDI : tissue Doppler imaging

STEP • 2-1

身体所見の意味

　身体所見は診療の根幹をなし，応用範囲は広い．優れた臨床医療を実践するためには，Point of Care を身体所見にはじまる全体像とともに活かす努力が必要である．

　エコー検査には客観性があるが，断面依存性があり，その解釈にはスキルが必要である．身体所見は主観的になりがちであるが，断面依存性がなく総合的であり，見逃してはならない病態が瞬時に把握できる．

　そこでこの2つの方法を組み合わせて，見落としのない，客観的で的確な診断を手に入れることが大切である．

　『画像』や『検査データ』は客観的な事実だが，それらは断片化しているので整合性を検証し，方向性を定めて治療に結びつける．それこそが『身体所見』にほかならない．

　身体所見は知識にとどめてはならない．常に行うアクションとして身につけるべき手技である．『主訴』は診断学の始まりだが，それだけでは診断は成立しない．必要最小限でかまわないので，身体所見を日々の診療に取り入れることをお薦めする．

STEP・2-2

四肢末梢

●脈拍の診かた

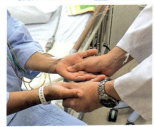

- 脈拍は，一度は両側で同時に触診する
- 左右差・頻脈・徐脈・不整脈の有無
- 掌にも触れ，温度を確かめる

⚠ 注意すべき身体所見
☐ 左右差 → AD（p.86）
☐ 手足が冷たい（四肢冷感）→冷たければ低心拍出量症候群の可能性：ショック（p.26），AS（p.66），MR（p.70），心筋症（p.72～79），心不全（p.44）

●浮腫の診かた

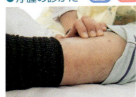 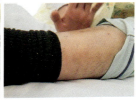

- 指腹で圧迫し，圧痕がつけば心原性浮腫の可能性
- 圧痕を生じなければ甲状腺機能低下症かリンパ浮腫を疑う
- 高齢者では皮膚や皮下組織の弛緩で，誘因なく浮腫を起こすこともある

⚠ 注意すべき身体所見
☐ 圧痕あり（心原性浮腫の可能性）：心不全（p.44）

STEP・2-3

頸　部

●頸動脈の診かた （触診）

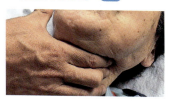

- 触診の前に聴診し，閉塞がないことを確認する
- 胸鎖乳突筋の前方でなるべく頸部を指で触れる
- 必ず片側ずつ触れ，急激に強く圧迫しすぎない

〈パターン〉
- tapping：健常者ではポンッポンッと持続が短い脈を触れる
- anacrotic pulse：立ち上がりが遅く，拍動が弱く，長く感知する
- pulses bisferience：2回拍動が触れる脈（二峰性脈波）

⚠ 注意すべき身体所見

☐ anacrotic pulse は，AS (p.66) または頸動脈狭窄
☐ anacrotic pulse とともに指の腹にシャダー（細かい振動）を触れ，胸部に収縮期駆出性雑音があれば高度 AS (p.66) の診断が確定する
☐ 脈の立ち上がりが早くて大きければ，AR (p.68)
☐ pulses bisferience は，AR (p.68) か HOCM (p.72)

● 頸静脈の診かた　視診

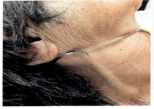

臥位

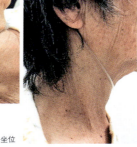

坐位

- 臥位と坐位で外頸静脈の怒張を観察する
- 臥位での明確な怒張や坐位で鎖骨レベル以上の怒張があれば静脈圧上昇・右心不全・上大静脈狭窄を疑う
- 静脈拍動や怒張には圧以外の多様な因子（解剖，右室機能）が関与している
- 本来，静脈弁のない内頸静脈を観察すべきだが，観察しにくいので外頸静脈を用いる
- 外頸静脈は観察が容易だが，静脈弁があるので上大静脈の圧が直接伝わっていない
- 外頸静脈は肝頸静脈逆流（hepatojugular reflux*）の観察には不向き
  *右季肋下部を圧迫して頸静脈怒張レベルが1cm以上の上昇を認めると陽性
- 原因不明の右心不全症状があれば，常に収縮性心膜炎を疑い，以下の所見を観察する
  1) Kussmaul徴候：吸気時に頸静脈の怒張ないし拍動レベルの上昇がない
  2) Friedreich徴候：拡張期に頸静脈が急速に萎縮する現象

⚠ 注意すべき身体所見

☐ 頸静脈怒張：静脈圧上昇，右心不全，上大静脈狭窄

STEP • 2-4

胸　部

●心尖拍動の診かた

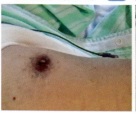
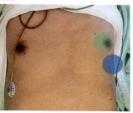

- 仰臥位で視診と触診で確認する
- 位置とパターンに注目する
- 触診した手の動きを観察するとわかりやすい

〈位置〉
- 第5肋間鎖骨中線が拡大のない心尖拍動の位置（男性なら左のnipple）
- 心拡大があれば左下方向に偏位し，広い範囲で触知する

〈パターン〉
- 収縮期で立ち上がりから消失までの時間が長い．sustained pattern（あるいはheaved pattern）は心肥大を疑う
- 拡張早期で，収縮期と合わせて2回触れれば，心不全か中等度以上のMRのrapid filling waveを疑う

⚠ 注意すべき身体所見

☐ heaved pattern（sustained impulse）
　AS (p.66)，HCM (p.72)，高血圧性心疾患の心肥大
☐ double apical impulse
　Ⅳ音，収縮期開始の直前，心房収縮のタイミング
☐ rapid filling wave
　Ⅲ音，拡張早期，心不全 (p.44) か中等度以上のMR (p.70)

●傍胸骨拍動の診かた 触診 視診

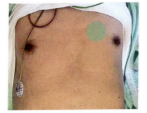

- 胸骨左縁の触診と視診で確認する
- 正常で触知することはなく,触れたら病的な右室負荷が存在する

⚠ 注意すべき身体所見

□ 立ち上がりから消失までの時間が長い heaved pattern は右室圧 60mmHg を越える圧負荷疾患
　→ Fallot 四徴症,右室二腔症,肺動脈狭窄,肺高血圧,HCM (p.72) など

□ 短い持続でポンッと触れれば容量負荷疾患
　→ 三尖弁逆流,心房中隔欠損など
　ただし容量負荷疾患でも圧負荷が加わると heaved pattern に変化する

STEP • 2-5

腹 部

●拍動性腫瘤の有無

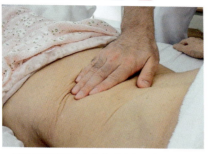

- 仰臥位で腹部の力を抜くよう,息は止めないよう,患者に説明する
- 掌全体で腹部正中を力を加減して軽く圧迫する

〈拍動性腫瘤〉
- 腹部大動脈瘤のサイズに比べて,触診では大きく触れる
- 痩せている場合や血管が蛇行していると,腹部大動脈瘤がなくても触れることがある
- エコーで内腔が拡大していることがわかれば,存在診断が確定する

⚠ 注意すべき身体所見
☐ 特に呼気時に注目し,拍動性腫瘤の有無を観察する
　→拍動性腫瘤は腹部大動脈瘤の可能性が高い

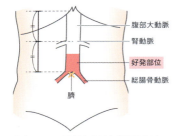

体表からみた腹部大動脈と総腸骨動脈

- 腹部大動脈は臍部で左右に分岐する
- 剣状突起と臍部の中間で腎動脈が分岐する
- 腎動脈分岐より遠位が腹部大動脈瘤の好発部位である

STEP • 2-6

聴 診

●心音の異常
- 聴診はその他の身体所見と組み合わせて精度をあげるとよい
- 心音は低調なので，ベル型あるいは膜型を弱く押し当てて聴取する
- 聞き取りにくい時はさらに強く押し当てるのではなく，弱くあてるとよい．心音の低音成分をよりよく聴取するためである

心音はⅠ音とⅡ音
- ☐ Ⅰ音（S1）：左室圧が急速に立ち上がるときに生じる．頸動脈で拍動を触れるタイミングで聴取．この音が大きければ僧帽弁狭窄を疑う
- ☐ Ⅱ音（S2）：大動脈弁閉鎖直後に生じるⅡ$_A$と肺動脈弁閉鎖直後に生じるⅡ$_P$．聴診部位は第2ないし第3肋間胸骨左縁
- ☐ 心尖部でもⅡ$_P$が明確に聞こえればⅡ$_P$亢進で肺高血圧症

- ☐ 正常分裂：吸気時に分裂，呼気時に重なる
- ☐ 奇異性分裂：呼気時に分裂が拡大．Ⅱ$_P$の順に逆転し左脚ブロックで生じる
- ☐ 固定性分裂：呼吸で分裂間隔が変動しない．心房中隔欠損か完全右脚ブロックを疑う

過剰心音はⅢ音とⅣ音など
- ☐ Ⅲ音（S3）：左室急速充満で生じる．若年者では心疾患がなくても聴取する（生きの良いS3）
  40歳以降で聞こえたら心不全か中等度以上のMR（p.70）
- ☐ Ⅳ音（S4）：拡張後期の心房収縮で生じる心音で正常では聴こえない．心肥大で聴取することがある

II音の病的呼吸性分裂ないし固定性分裂を起こしうる疾患
①完全右脚ブロック
② A 型 WPW 症候群
③心房中隔欠損
④肺静脈還流異常
⑤心室中隔欠損
⑥肺動脈狭窄
⑦右室二腔症
⑧肺血栓塞栓症
⑨原発性肺高血圧
⑩特発性肺動脈下記右聴

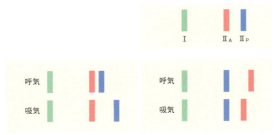

II音の正常呼吸性分裂　　II音の奇異性分裂

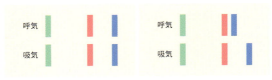

II音の固定性分裂　　II音の病的呼吸性分裂

●心雑音
- 心雑音はタイミングと大きさ，位置が大事
- 代表的な聴診部位は心尖部，胸骨左縁第2～4肋間，同右縁第2肋間の合計5ヵ所が代表的
- 頸動脈の拍動触知と同時に聴診し，収縮期と拡張期をしっかり確認するとよい
- 特に頻脈の時に時相を誤りやすいので，注意が必要である

〈Levineの分類〉
Ⅰ度：数心拍でわかる心雑音
Ⅱ度：弱い心雑音
Ⅲ度：一般的雑音
Ⅳ度：Pシャダーを伴う大きい雑音
Ⅴ度：非常に大きいが，聴診器なしでは聴こえない
Ⅵ度：聴診器なしで聞こえる大きな雑音

〈雑音タイミング〉
駆出性雑音：Ⅰ音直後に始まり，Ⅱ音の手前で終わる
全収縮期雑音：Ⅱ音までかⅡ音を越えて終わる
連続性雑音：Ⅱ音を中心として漸増漸減する

〈呼吸性に変化する雑音〉
Rivero-Carvallo徴候：三尖弁膜症の吸気時増強
Graham-Steel雑音：肺高血圧を背景とした肺動脈弁逆流が吸気時に増強する

〈雑音の種類と疾患〉
- 駆出性収縮期雑音→ AS, HOCM
- 全収縮期雑音→ MR, 三尖弁逆流(TR), 心室中隔欠損(VSD)
- 拡張早期雑音→ AR
- to and fro murmur → AR
- 連続性雑音→動脈管開存

●診断に近づく身体所見の組み合わせ

病名	頸動脈拍動	心尖拍動	傍胸骨拍動	心音
駆出性収縮期雑音				
AS	立ち上がりが遅い	heaved pattern	なし	微弱なⅡ音
HOCM	二峰性	heaved pattern	なし	時にⅣ音
ASD	正常	両心房拡大があれば左下方向に偏位	肺高血圧があればheaved pattern	Ⅱ音固定性分裂
全収縮期雑音				
MR	正常	心拡大があれば左下方向に偏位	なし	高度でⅢ音
TR	正常	なし	tapping	正常
VSD	正常	正常	なし	正常

・ASD：心房中隔欠損　・VSD：心室中隔欠損

STEP • 3-1

ショック
救急受診したショックを呈する患者で確認すべき所見

"ショックの病態を把握する"

ショックを呈する患者の場合その病名を診断することよりも病態を正しく把握して迅速に対応することが求められる

それに対して超音波で素早く系統的に評価する方法の1つがRUSHである

RUSHにより確認できるものは以下の3つに大別される

TANK（循環血漿量の評価）

- [ ] 下大静脈の径や呼吸性変動はどうか（単独指標として用いるのは異論もある）
- [ ] 腹腔内や胸腔内に液体貯留はないか．腹腔内の液体貯留は臥位であればMorison窩に溜まりやすい
- [ ] 肺エコーで気胸があれば緊張性気胸を考える
- [ ] 肺エコーでは肺水腫の診断も可能である（1肋間に3本以上のBライン）

PUMP（心機能の評価）

- [ ] 心臓の収縮能を評価する（全体的なEFと局所壁運動異常）
- [ ] 心嚢水貯留の有無を確認する（タンポナーデかどうかは臨床所見との兼ね合いである）
- [ ] 右室負荷の有無を確認する（収縮期のD-shape, McConnellサイン, TRなど）
- [ ] 心室のサイズ（極端な血管内容量低下の有無）

PIPES（血管の問題はないか）

- [ ] 傍胸骨像で大動脈基部の解離所見がないか
- [ ] 腹部大動脈に解離所見や大動脈瘤がないか
- [ ] 深部静脈血栓症の有無．深部静脈血栓症は膝窩と鼠径のそれぞれで静脈が圧迫により虚脱したら否定的とする

• RUSH：rapid ultrasound for shock and hypotenshion

左頁の組み合わせから下の表のごとく病態を推定する

	循環血漿量減少性	心原性	血液分布不均等性	閉塞性
TANK	下大静脈虚脱 胸腔/腹腔内液体貯留	下大静脈拡張 肺水腫 胸腹水の貯留	概ね正常	下大静脈拡張 気胸
PUMP	心室過剰収縮 心室容量減少	収縮力低下 心室の拡張	心室の過剰収縮	心嚢水 右室拡張
PIPES	大動脈瘤 大動脈解離	異常なし	異常なし	深部静脈血栓

各病態で考慮すべき緊急の介入

循環血漿量減少性
- 急速な細胞外液の補充が必要
- 出血の場合はためらわずに輸血開始
- 大動脈疾患は早期の外科介入

心原性
- ショックを呈する虚血性心疾患は緊急冠動脈治療の適応
- 心不全は病名ではないので忘れずに原因を検索
→急性心筋炎,DCM (p.74)

血液分布不均等性
- 心エコー図で病名が明らかになることは少ない
- アナフィラキシーが疑われる時は早期にアドレナリン投与

閉塞性
- 緊張性気胸は緊急脱気の適応
- 心タンポナーデは早期に心嚢ドレナージ
→心タンポナーデ (p.96),PTE (p.92)

ショックはRUSHで診断し,治療に結びつける！

STEP • 3-2

胸　痛
救急受診した胸痛で必ず除外すべき疾患と確認すべき所見

"5 killer chest pain"

緊張性気胸
- □ バイタルサイン
- □ 頸静脈怒張や呼吸音の左右差，胸郭の動き
- □ 気胸は肺エコーで診断できる
- □ 緊張性かの判断は臨床所見による

虚血性心疾患 (p.50, 62)
- □ 問診，心電図所見，トロポニンを組み合わせて確からしさを推定
- □ TIMI や GRACE などのスコアで短期リスクを見積もる
- □ ST 上昇型心筋梗塞は循環器内科ドクターコール！
- □ 冠動脈支配に一致した局所壁運動低下や左室壁の菲薄化

肺血栓塞栓症 (p.92)
- □ 頻脈，頻呼吸や深部静脈血栓症で疑う
- □ Well's score などを使って造影 CT を施行する患者を絞り込む
- □ 重症度は呼吸状態ではなく循環動態（血圧，心筋逸脱酵素，BNP など）で決まる
- □ 心エコー図で評価するポイントは右室負荷の有無
- □ 右室負荷の有無を収縮期の D-shape，McConnell サイン，TR などで適切に評価

大動脈解離 (p.86)
- □ 血圧の左右差，避けるような痛み＋痛みの移動，上縦隔拡大が手がかりになる
- □ 疑わしければためらわずに造影 CT
- □ 心エコー図でフラップを確認（ガイドラインでの立ち位置まだ明確ではない）
- □ 全層性の Stanford A 型解離は大動脈弁に高度の大動脈弁逆流やフラップが左室内に落ち込む所見を認めることがある

特発性食道破裂
- □ 嘔吐時に発症した突然の痛み，などが疑うポイント
- □ 左胸水が出ることがある

その他救急外来における胸痛で心エコー図が有用な疾患

大動脈弁狭窄 (p.66)
- ☐ 大動脈弁狭窄は胸痛（胸部違和感）を呈する代表的な弁膜症
- ☐ ドプラ法を含む系統的な心エコーで弁膜症の有無を確認

心外膜炎
- ☐ 吸気で増悪する胸痛を呈する患者では鑑別に入れる
- ☐ 心嚢水の貯留などがヒントになる

心筋炎 (p.80)
- ☐ 疑わなければ診断することができない
- ☐ 極期には重度の循環不全に陥る致死性疾患で，全周性の壁運動低下がなくても積極的に疑い，早期発見が重要
- ☐ 胸痛を主訴にすることはまれだが，顔色不良や強いだるさなどがある場合は必ず鑑別に入れること

肥大型心筋症 (p.72)
- ☐ 25〜30％程度の患者で胸痛を呈する
- ☐ その他息切れ，動悸や倦怠感など多彩な症状を呈する
- ☐ 前胸部誘導の巨大陰性T波やⅡ，Ⅲ，aVfでのQ波などの心電図異常から疑う

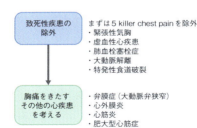

致死性疾患の除外 — まずは5 killer chest painを除外
- 緊張性気胸
- 虚血性心疾患
- 肺血栓塞栓症
- 大動脈解離
- 特発性食道破裂

胸痛をきたすその他の心疾患を考える
- 弁膜症（大動脈弁狭窄）
- 心外膜炎
- 心筋炎
- 肥大型心筋症

胸痛患者が来る前はエコーのスイッチを入れておこう！

STEP • 3-3

失 神
救急受診した失神患者で確認すべき所見

"失神の原因検索を行う"
- 失神の原因は多岐にわたる
- 心原性と循環血漿量減少による起立性を見逃さないことが重要である
- SFSR などよく知られた prediction rule もあるが，普遍的に使用できるものは限られている．また，失神は来院時は無症状であることが多い
- 頻度が多いのは状況性失神や迷走神経反射であるため，丁寧に情報を聴取することが重要となる
- 受け身をとれていなかったり受傷時のことを全く覚えていない外傷の場合は失神が先行していないか必ず考慮する

心原性失神
- ☐ 心電図が強みを発揮する疾患と心エコー図が有用な疾患がある
- ☐ 心エコー図では AS や HOCM，PTE に注意を払う
- ☐ 肺塞栓は失神の原因として過小評価される傾向がある
- ☐ 心電図所見は WPW，Brugada 症候群，QT 延長症候群，ARVC，完全房室ブロック，3 束ブロックなどである．
- ☐ 一過性の Vf などでも失神（もしくは痙攣）を主訴に来院することがあるため，虚血性心疾患のサインは見逃さない
- ☐ 危険な心電図変化は Ottawa ECG criteria として知られている
- → AS (p.66), HCM (p.72), PTE (p.92)

起立性失神
- ☐ 消化管出血は最も頻度の高い疾患である
- ☐ 若い女性では異所性妊娠を考慮に入れる
- ☐ 高齢者は大動脈瘤のリスクが高まる（後腹膜のみに穿破した場合は腹腔内出血をきたさない）
- ☐ 薬剤性も鑑別に入れる

- SFSR：San Francisco syncope rule
- ARVC：不整脈原性右室心筋症
- VF：心室細動 • systolic BP：収縮期血圧

その他見逃してはならない失神の原因疾患

☐ クモ膜下出血は失神で来院することがあるが,失神に至る病態生理は諸説ある

SFSR

- congestive Heart Failure 既往
- Ht 30%未満
- ECG 心電図の変化または洞調律ではない
- shortness of breath 息切れ
- systolic BP 90 未満

7 日以内に重大なイベントが起こるリスクについて,感度 96.2%,特異度 61.9%で予測可能である.

Ottawa ECG Criteria

1. Blocks:
    a. Second-degree Mobitz type 2 or third-degree AV block
    b. Bundle branch block+first-degree AV block
    c. Right bundle branch+left anterior or posterior fascicular block
2. New ischemic changes
3. Nonsinus rhythm
4. Left axis deviation
5. ED cardiac monitor abnormalities

失神は心原性と出血を見逃すな!!

STEP・3-4

動 悸
救急受診をした動悸患者で確認すべき所見

"動悸の原因検索を行う"

- 動悸は脈を不快に感じることや脈が早いこと，不規則なことなどを全て含める．症状が持続している場合は心電図が強力な診断ツールとなりうる．症状が消失している場合は患者に机を叩かせるなどして再現してもらうことが有用である
- 突然死の原因となる疾患も含まれているため，診察時に症状が消失しているからといって安易に帰宅させず，致死的疾患の評価は必ず行う

心拍数が早い場合（頻脈の動悸）

- ☐ リズムが大きな手がかりとなる
- ☐ VT は緊急の介入を要するため絶対に見逃してはならない
- ☐ 絶対的不整（irregularly irregular）であれば心房細動の可能性が高い
- ☐ 規則的な不整（regularly irregular）であれば期外収縮などを考慮する
- ☐ リズムが整であれば心房粗動や心室粗動，PSVT などを考える
- ☐ 持続する洞性頻脈は PTE (p.92) などを忘れない

心拍数が正常もしくは遅い場合

- ☐ 頻脈発作後の違和感が残存している可能性を考慮する
- ☐ 通常の脈を強く感じている場合には不安のような精神的な症状である可能性のほかに，完全房室ブロックによる cannon wave や期外収縮，もしくは期外収縮後の補充調律における拡張期の長い強い心拍などを感じていることがある

- VT に対して電気的除細動が必要となるか，薬物治療などで待てるのかの判断は循環動態による．その中でバイタルサインや身体所見が重要なのは言うまでもないが，超音波による心機能評価も重要である

- PSVT：発作性上室頻拍 ・VT：心室頻拍
- Af：心房細動 ・VF：心室細動

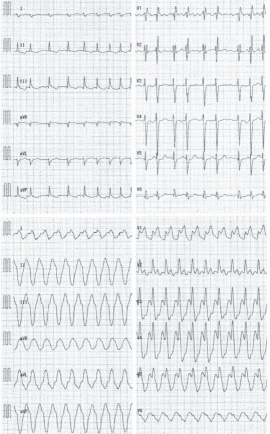

上：Af；リズムが不整（irregularly irregular）であり，Af と判断できる
下：VT；幅の広い QRS で VF が最も考えられる

動悸はリズムと速度を患者に再現してもらうことが大きな手がかりとなる！

STEP • 3-5

呼吸苦・浮腫
救急受診した浮腫患者で確認すべき所見

浮腫＋呼吸苦の場合
- 浮腫に加え，呼吸苦を生じた場合は肺水腫の可能性を考える
- 全身性の浮腫の鑑別を進める
- 肺水腫は膠質浸透圧の低下ではきたしにくく，腎不全と心不全が多い
- 片側の下肢浮腫に呼吸苦を合併した場合は肺塞栓を忘れない

"浮腫の原因検索を行う"
- 浮腫の原因疾患を考える時，最も重要な情報は，浮腫の分布である．局所性と全身性に分けると鑑別しやすい
- 全身性の浮腫をきたす三大原因は心不全，肝機能障害，腎不全である．心不全と腎不全は体内水分量が過剰になった結果浮腫を生じ，肝機能障害は低アルブミン血症による膠質浸透圧の低下から浮腫を生じる
- 両下腿のわずかな浮腫の場合は全身性浮腫の初期症状である可能性を考慮する．
- 浮腫の原因として薬剤性を忘れない．局所性の浮腫の場合は炎症やうっ血，リンパ還流異常などを考えるとよい
- 薬剤性（カルシウム拮抗薬や NSAID）を忘れない

腎不全
- [ ] 腎機能の他に最近の尿量や体重を確認
- [ ] 透析患者であれば透析日や dry weight の確認
- [ ] volume status を心エコー図で評価
- [ ] ネフローゼは低アルブミンを合併するため，全身性浮腫が目立つことが多い

心不全
- [ ] 前負荷・後負荷・心機能（心収縮能や心拍数など）のどこに問題があるのかを検討
- [ ] 浮腫の存在は前負荷が過剰である状態を強く示唆
- [ ] 治療方針が変わるため原因検索を忘れてはいけない
- [ ] 急性増悪の 25％程度は心筋虚血の関与があるとされるため，虚血は必ず除外する（治療方針が大きく異なるため）

肝機能障害

- ☐ 肝硬変になる既往症などの確認
- ☐ 腹水貯留の有無
- ☐ 血圧低下をきたしているようなら、静脈瘤破裂や特発性細菌性腹膜炎（SBP）などの感染を検索する

心不全の原因検索における超音波所見

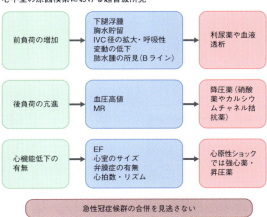

全身性の浮腫では心・肝・腎の3つ病態を原因として考える！

STEP • 4

FCU

1) FCU チェックポイント

A) 傍胸骨左縁アプローチ
① 左室長軸断面（LAX）

☐ 左室拡大
- 左室拡張末期径 ≥60mm で著明拡大（スケールで左室径を目視評価）

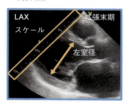

☐ 左室収縮能

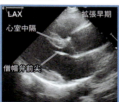

以下をもとに亢進，正常，低下，高度低下に分類
① 左室心内膜が均一に内腔側に収縮しているか？
② 左室心筋が収縮期に均一に肥厚するか？
③ 僧帽弁前尖が拡張早期に心室中隔壁の1cm 以内まで動くか？

※ LAX では心尖部の評価が困難なため，必ず 4ch を併せて評価する

☐ 心嚢水
- 左室後壁の心嚢水を確認．心嚢水 >20mm で高度貯留
- 胸水との鑑別（心嚢水は下行大動脈と心臓の間に陥入）

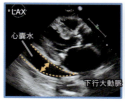
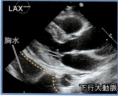

② 左室短軸断面 (SAX)

□ 左室収縮能
- 乳頭筋レベルで収縮能を亢進,正常,低下,高度低下の4分類

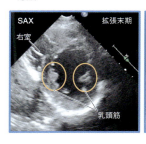
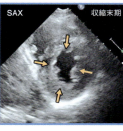

□ 右室拡大
- 右室と左室の断面積を比較し,右室拡大を評価
- 拡張期に心室中隔の平坦化(矢頭)を認めれば高度右室拡大

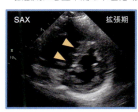

□ 心嚢水
- 心臓周囲の心嚢水を確認.心嚢水 >20mm で高度貯留

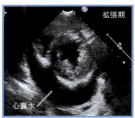

B) 心尖部アプローチ
① 四腔断面 (4ch)
☐ 左室拡大
- sphericity index (= a/b) が1に近づくと心拡大を考慮する

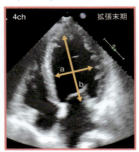

☐ 左室収縮能
- 亢進, 正常, 低下, 高度低下に分類
- 左室全体が見えるため, 左室収縮能の評価に適している

☐ 右室拡大
- 右室/左室径比>1で高度拡大

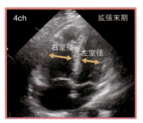

☐ 心囊水
- 心囊水>20mmで高度貯留

c) 心窩部アプローチ
① 四腔断面 (4ch)
☐ 左室拡大
☐ 左室収縮能
- 亢進, 正常, 低下, 高度低下に分類

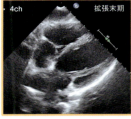
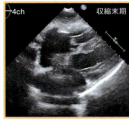

☐ 右室拡大
- 右室/左室径比＞1 で高度拡大

☐ 心嚢水
- 心嚢水＞20 mm で高度貯留
- 右室前面に心嚢水を認める場合, 拡張期の右室虚脱は心タンポナーデに特異的な所見

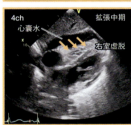

② 下大静脈縦断面 (IVC)

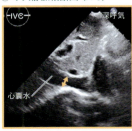
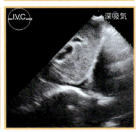

☐ 下大静脈の拡大
☐ 下大静脈の呼吸性変動低下
- 右房入口部から約 2 cm 尾側で下大静脈径を計測
- 深呼気で 20 mm 以上なら拡大あり
- 下大静脈径の呼吸性変動が, ＜20%(自然呼吸下), ＜50%(鼻すすりテスト)であれば変動低下

② 病態評価から診断のながれ

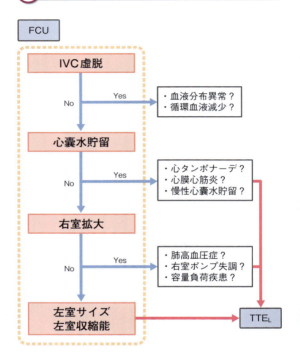

病態評価から診断のながれ

A) FCU

以下のポイントを順にチェックすれば病態把握に有用な情報が得られる

① 下大静脈の虚脱

循環血液量の低下や末梢血管床の増大をきたす疾患が示唆される

原因によらず，心停止で下大静脈が拡大することに注意

- 血液分布異常
  - ・神経原性（血管迷走神経反射など）
  - ・敗血症
  - ・アナフィラキシー
- 循環血液減少
  - ・出血
  - ・脱水
  - ・血管透過性亢進

② 心嚢水貯留

急速な心嚢水貯留で心タンポナーデをきたすと血行動態が急激に悪化する

慢性心嚢水では多量でも血行動態が安定していることが多い

- 心タンポナーデ
  - ・ACS：自由壁破裂など
  - ・急性大動脈解離
  - ・胸部外傷
- 心膜心筋炎
  - ・感染性（ウイルス性，細菌性，結核，マイコプラズマ，真菌，寄生虫）
  - ・炎症性（Dressler's syndrome，放射線）
- 慢性心嚢水貯留
  - ・悪性腫瘍
  - ・甲状腺機能低下
  - ・膠原病
  - ・腎不全（尿毒症性も含む）
  - ・右心不全
  - ・薬剤性（プロカインアミド，イソニアジドなど）

③ 右室拡大

著明な右室拡大があれば肺高血圧・右室ポンプ失調・容量負荷疾患を考慮する

- 肺高血圧症
  - 肺血栓塞栓症
  - その他
- 右室ポンプ失調
  - ACS：右室梗塞
- 慢性容量負荷疾患
  - シャント疾患
  - 三尖弁逆流

④ 左室拡大と左室収縮能

左室サイズと左室収縮能の組み合わせで，心疾患の関与を推測する

		左室収縮能	
		↑	↓
左室拡大	あり	・慢性逆流性弁膜症 ・先天性シャント疾患 ・高心拍出量症候群	・拡張型 or 二次性心筋症 ・進行した慢性心不全
左室拡大	なし	・高度 AS ・HOCM ・急性弁膜症 ・高心拍出量症候群	・ACS：多枝疾患 ・ACS：LMT 病変 ・急性心筋炎

B) TTE$_L$

鑑別疾患の感度や特異度が高い所見に注目することで診断に近づくことができる

> 次頁より TTE$_L$ に基づいた疾患ごとの解説をする ▶▶▶

STEP・4-A

急性心不全

- 急性心不全とは，心臓のポンプ機能が急に低下し，主要臓器への循環不全とうっ血をきたす病態
- 診断は症状，身体所見，血液検査，胸部X線，心エコーなどで総合的に評価する
- 心エコーは，血行動態の客観的な評価と，原因疾患の検索に有用

主 訴

循環不全
☐ 意識障害，身の置き所がない
うっ血
☐ 左心不全：呼吸困難，息切れ，起坐呼吸
☐ 右心不全：右季肋部痛，食思不振，易疲労感

注意すべき身体所見

循環不全
☐ 四肢冷感
うっ血
☐ 左心不全：水泡音，喘鳴，Ⅲ音の聴取
☐ 右心不全：肝腫大，頸静脈怒張

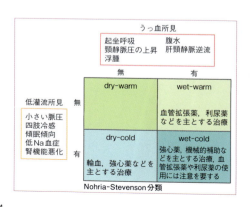

Nohria-Stevenson分類

検査所見

- 血液ガス：PO_2 ↓，乳酸 ↑
- 血液検査：肝胆道系酵素 ↑，BNP ↑
- 胸部X線：上葉肺静脈の拡大，気管支周囲肥厚像，Kerley's B line

心エコー チェックポイント

① 血行動態の評価

循環不全の評価
- 左室収縮能 **F**
- 心拍出量
- VTI（流速時間積分値）

うっ血の評価
- IVC（下大静脈）径と呼吸性変動 **F**
- TR（三尖弁逆流）最大圧較差
- E/A
- DcT（E波の減速時間）
- 僧帽弁輪 組織ドプラ

② 原因疾患の評価
- 各疾患に特異度の高い所見を確認

急性心不全の診断の流れ

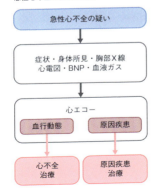

① 血行動態
循環不全の評価
☐ 左室収縮能 F

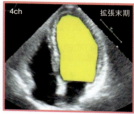

- FCU で大まかに 4 段階評価
- TTE_L では視覚的な「visual EF」で評価
- EF＝(拡張末期容積－収縮末期容積)/拡張末期容積

☐ 心拍出量(正常値：3～6L)

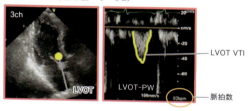

- 心拍出量 (L) ＝ $\dfrac{\text{LVOT VTI (cm)} \times \text{LVOT 断面積 (cm}^2\text{)} \times \text{脈拍数}}{1,000}$
  (LVOT 断面積は男性で約 4cm², 女性で約 3cm²)

うっ血の評価

□ IVC（下大静脈）径と呼吸性変動 F

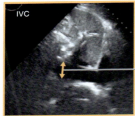

	中心静脈圧正常 (0～5(3)mmHg)	中心静脈圧軽度上昇 (5～10(8)mmHg)	中心静脈圧上昇 (10～20(15)mmHg)
IVC 径	≦21mm	≦21mm ＞21mm	＞21mm
呼吸性変動	＞20%	＜20% ＞20%	＜20%
副次的な右房 圧上昇の指標			三尖弁流入の拘束性 パターン 三尖弁 E/E'＞6 肝静脈の拡張期優位 (収縮期分画＜55%)

- IVC 径と呼吸性変動で中心静脈圧の推定が可能
- 正常中心静脈圧：0～5mmHg

□ TR（三尖弁逆流）最大圧較差
三尖弁逆流にドプラビームを投入し，連続波ドプラを施行

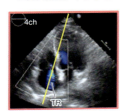
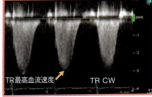

- TR 最大圧較差 (mmHg) = $4 \times (TR 最高血流速度 (m/s))^2$
- 右室圧 (mmHg) = 中心静脈圧 + TR 最大圧較差
- うっ血時には右室圧の上昇をきたす（正常右室圧：～35mmHg）

☐ 左室流入血流速度波形

　左室流入部（弁開放時の先端）にサンプルボリュームを設定し，パルスドプラを施行

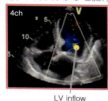
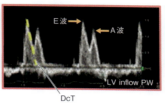

☐ 僧帽弁輪速度波形

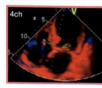
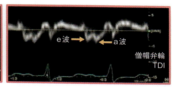

- 僧帽弁輪（中隔側）にサンプルボリュームを設定し，組織ドプラ法を実施
- e′とa′の波形から，左室拡張末期圧の上昇の有無を確認

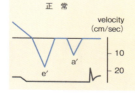
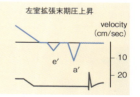

左室流入血流速度波形と僧帽弁輪速度波形をもとにした肺静脈楔入圧（PCWP）モデル

拡張能	正常	軽度低下
左室流入血流波形	0.75＜E/A＜1.5 DT＞140msec	E/A≦0.75
E/e'	E/e'＜10	E/e'＜10
PCWP	正常	正常
拡張能	中等度低下	高度低下
左室流入血流波形	0.75＜E/A＜1.5 DT＞140msec	E/A≧1.5 DT＜140msec
E/e'	E/e'≧10	E/e'≧10
PCWP	上昇	高度上昇

（Solomon SD, et al：Braunwald's Heart Disease. Elsevier Saunders Co, 2015 より一部改変）

- 心不全を疑ったら，まずは身体所見や胸部X線で心不全らしさを確認．心エコーは客観的に血行動態（循環不全やうっ血の評価）を評価可能で原因疾患の評価にも有用となる

STEP • 4-B 虚血性心疾患

1. 急性冠症候群

- 急性冠症候群（acute coronary syndrome：ACS）とは，冠動脈プラーク破裂による血栓で冠血流障害を生じ，心筋虚血をきたす疾患
- 確定診断には冠動脈造影が必要
- 経時的に心筋壊死が進行するため，早期診断が重要
- 心エコーは**急性期合併症**と**急性大動脈解離**の除外に有用

主 訴

☐ 胸痛（放散痛あり）
☐ ショック
☐ 冷汗・失神など

注意すべき身体所見

☐ 聴診：Ⅲ音
☐ 四肢冷感，脈の左右差

検査所見

☐ 血液検査：心筋逸脱酵素上昇
☐ 心電図：心室性不整脈，房室ブロック，異常 Q 波，ST-T 異常

心エコー チェックポイント

① 疾患診断
☐ 左室収縮能低下
☐ 左室の局所壁運動異常

② 合併症診断
- 心雑音があれば心エコーで積極的に原因を調べること，それが合併症診断のコツ

機械的合併症
心破裂：☐ 心嚢水貯留 ，☐ 右室虚脱
心室中隔穿孔：☐ 右室拡大
　　　　　　　☐ 心室中隔の断裂およびシャント血流
乳頭筋断裂：☐ 僧帽弁逸脱・乳頭筋の塊状エコー
　　　　　　☐ 偏在性 MR ジェット

左室仮性瘤
- [ ] 交通孔を有する左室瘤
- [ ] 交通孔を通過する異常血流

右室梗塞
- [ ] 右室拡大 **F**
- [ ] 右室後壁の局所壁運動異常

③ 急性大動脈解離
- [ ] 上行大動脈拡大・フラップ

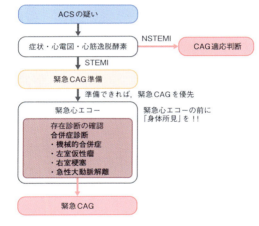

急性冠症候群の診断の流れ

① 疾患診断

- ST上昇（ST低下ではなく）で疑う冠動脈病変に一致する局所壁運動異常は特異度が高い
- 一方，壁運動評価の精度は心エコー経験値に依存するため注意！

左冠動脈主幹部（LMT）病変

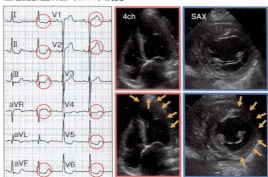

- 心電図所見：
  肢誘導 aVR の上昇
  広範な ST 変化
- 心エコー図所見：
  左室収縮能低下 **F**
  心尖部・前壁中隔・前側壁の広範な壁運動異常

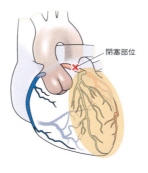

左前下行枝 (LAD) 病変

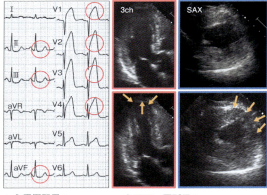

- 心電図所見：
前胸壁誘導 V1〜のST 上昇
肢誘導 Ⅱ/Ⅲ/aVF の ST 低下

- 心エコー図所見：
左室収縮能低下 **F**
前壁中隔から前壁運動異常

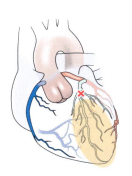

左回旋枝（LCX）病変

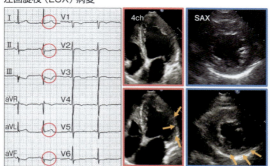

- 心電図所見：
  肢誘導 I/aVL の ST 上昇
  と II/III/aVF の ST 低下

- 心エコー図所見：
  左室収縮能低下 **F**
  後側壁運動異常

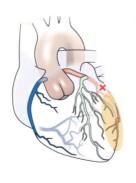

右冠動脈（RCA）病変

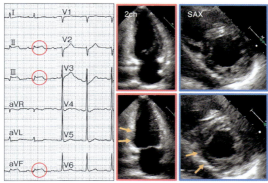

- 心電図所見：
  肢誘導Ⅱ/Ⅲ/aVF の ST 上昇

- 心エコー図所見：
  左室収縮能低下 **F**
  下壁運動異常
  近位部病変では右室梗塞を疑う

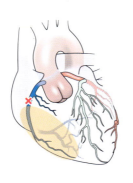

② 合併症診断
機械的合併症
心破裂

- 心破裂は心筋梗塞で脆弱となった梗塞心筋の断裂により生じ，虚血時のショックでは常に疑う
- 急性型では急速な心タンポナーデと電導収縮解離でショックとなる
- 心エコー図で心破裂の診断がつけば迅速な処置が必要となる

☐ 心嚢水貯留 **F**
☐ 右室虚脱 **F**

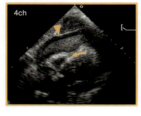
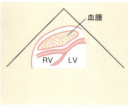

- 血腫（矢頭）を認めた場合はより特異度が高い
- 拡張早期の右室虚脱（矢印）は心タンポナーデの特異度が高い

> **POINT**
> ・右室前面の心嚢水貯留は傍胸骨像からわかりづらいため，心窩部四腔像で右室前面を確認する
> ・急速に心嚢水が増加する場合は，少量でも心タンポナーデをきたすことがある
> ・心嚢腔血腫は心破裂の特異度の高い所見である

心室中隔穿孔

- 心筋梗塞をきたした心室中隔が断裂して生じる
- 収縮期の左右短絡により右室への容量負荷をきたす
- 心原性ショックをきたした心室中隔穿孔に対して迅速に手術を検討する

□ 心室中隔の断裂およびシャント血流

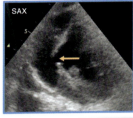
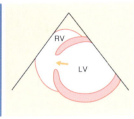
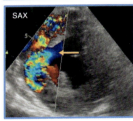

- 上図：心室中隔の心筋断裂（矢印）を認める
- 下図：断裂部位に一致した異常血流（矢印）を認める

> **POINT**
> - 血行動態は安定していることもある
> - 発見の決め手は収縮期雑音
> - 両心室が描出可能な傍胸骨短軸像か，あるいは心尖四腔像から心筋断裂像を描出する
> - 心室中隔穿孔の好発部位は，心室中隔の心尖部寄りである
> - 断層像で心筋断裂像を描出できなくても，それが疑われる場合はカラードプラ法で丹念に評価する

乳頭筋断裂

- 心筋梗塞によって生じる乳頭筋断裂は急激な僧帽弁逸脱をきたし,急性 MR を発症させる
- 乳頭筋断裂により,急性心不全が生じるため,早期手術を検討する

☐ 僧帽弁逸脱・乳頭筋の塊状エコー

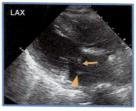 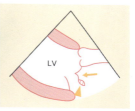

- 拡張期に僧帽弁の逸脱(矢印)と左房側の塊状エコー(矢頭)を認める

☐ 偏在性 MR ジェット

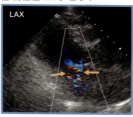

- 偏位した幅広い MR ジェット(矢印と矢印の間)を認める

- 極めて高度な逆流では心雑音やカラードプラでの診断困難例がある
- 経胸壁心エコー図では翻転する乳頭筋を描出できないこともある
- 虚血の急性期にメカニズムが不明な MR がある場合,常に乳頭筋断裂を疑い経食道心エコー図まで考慮する

左室仮性瘤

- 心筋の断裂を伴う心外膜の外方への瘤状突出のことを指す
- 瘤壁に心筋層を含まず，組織的に脆弱で破裂のリスクが高い場合，手術を検討する

☐ 交通孔を有する左室瘤

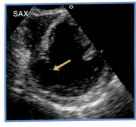
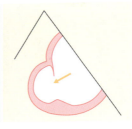

- 左室心筋に断裂（矢印）を認める

☐ 交通孔を通過する異常血流

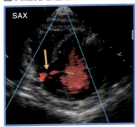

- 断裂した交通孔から瘤内に流入する血流（矢印）を認める

> **POINT**
> ・仮性瘤を発見するためには，様々な左室断面を確認する
> ・仮性瘤を疑う部位にはカラードプラをあてて，血流を確認する

右室梗塞

- 右室に心筋梗塞が生じると急性右心不全をきたし，血行動態が不安定となる
- 治療は左心不全と異なるため，心エコー図での診断が重要となる

☐ 右室拡大 **F**

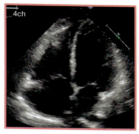
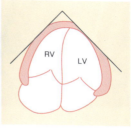

☐ 右室自由壁の壁運動異常

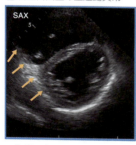
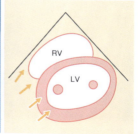

- 矢印：右冠動脈支配領域の無収縮

> **POINT**
> ・下壁梗塞では常に梗塞を疑うこと
> ・右室自由壁を描出できる心尖部四腔断面や傍胸骨短軸断面で評価する
> ・右室が左室より大きい場合，右室高度拡大と考える

③ 急性大動脈解離（詳細は 86 頁参照）

- バルサルバ洞に解離が及ぶと，左冠動脈主幹部や右冠動脈に閉塞を生じることがある
- 冠動脈造影は状態を悪化させることがあるので，身体所見や心エコーで急性大動脈解離が疑われる場合は先に造影 CT で診断を確定する

☐ 上行大動脈拡大・フラップ

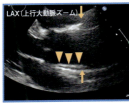
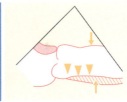

- 上行大動脈に拡大（矢印）とフラップ（矢頭）を認める

STEP・4-B 虚血性心疾患

2. 労作性狭心症

- 労作性狭心症（angina pectoris：AP）は，冠動脈狭窄による可逆性の心筋虚血をきたす疾患
- 灌流障害から「虚血の連鎖」が始まると心筋代謝障害，壁運動障害，心電図異常および胸痛が生じるが，改善すると異常は消失する
- 診断には解剖学的評価（冠動脈 CT や冠動脈造影）と機能評価（負荷検査）が不可欠である
- 上記の専門的な評価のために循環器外来に紹介する必要がある

主 訴

- [ ] 労作時の胸部絞扼感，胸痛，胸部圧迫感
- [ ] 労作時息切れ

注意すべき身体所見

- [ ] Ⅲ音，心雑音（AS，HCM などを常に疑うこと）

検査所見

- [ ] 心電図：陰性 T 波，脚ブロックなど
- [ ] 負荷心電図：ST 変化
- [ ] 冠動脈 CT，冠動脈造影：冠動脈の有意狭窄

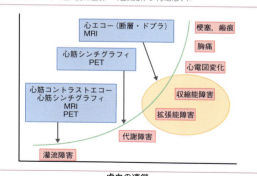

虚血の連鎖

心エコー チェックポイント

① 疾患診断
☐ 左室の局所壁運動異常（疑わしい場合は負荷心エコー図を検討）

労作性狭心症の診断の流れ

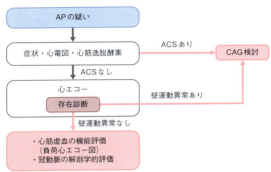

① 疾患診断

- 冠動脈の形態評価は冠動脈 CT や冠動脈造影で行うが，冠動脈狭窄＝虚血とは限らない
- AP の診断には，運動などで心臓に負荷をかけて心エコーや心筋シンチグラフィなどで虚血を証明する必要がある

☐ 負荷心エコー図：負荷後に局所壁運動異常が出現する

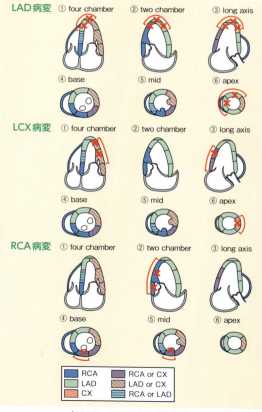

(J Am Soc Echocardiogr 28：1-39, 2015 より引用改変)

左前下行枝（LAD）病変に対する運動負荷心エコー

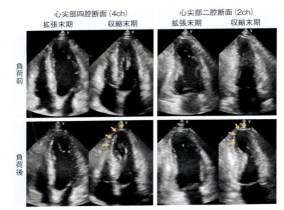

- 負荷直後に心尖部に壁運動異常（矢印）を認める．

>
> - 虚血が生じていない場合，例えば無症状の安静時などに AP と診断を下すことは難しい
> - 心エコー図による AP 診断では冠動脈の狭窄所見と支配領域の心筋虚血を証明する

STEP・4-C 弁膜症

1. 大動脈弁狭窄

- 大動脈弁狭窄（aortic stenosis：AS）は，なんらかの原因で大動脈弁に狭窄をきたし，心拍出量に制限が生じる疾患
- 進行は緩徐だが，症状が出現した時は高度 AS であることが多い
- 発見と確定診断は身体所見と心エコー
- NYHA Ⅲ/Ⅳで血行動態が不安定な場合，早急な侵襲的治療を検討する

主訴

- ☐ ショック
- ☐ 胸痛
- ☐ 失神
- ☐ 呼吸苦

注意すべき身体所見

- ☐ 頸動脈：遅脈，anacrotic pulse，シャダー（細かい振動）
- ☐ 聴診：駆出性収縮期雑音
- ☐ 四肢冷感
- ☐ 心尖拍動

検査所見

- ☐ 血液検査：BNP 高値
- ☐ 心電図：高電位，ストレインパターン
- ☐ 胸部 X 線：左室拡大，肺うっ血

心エコー チェックポイント

①疾患診断
- ☐ 大動脈弁の開放制限
- ☐ 弁評価を困難にする高度石灰化
- ☐ 大動脈弁最高血流速度の上昇

大動脈弁の血流速度波形から推定する重症度

	軽度	中等度	高度
大動脈弁最高血流速度	<3.0m/s	3.0～4.0m/s	≧4.0m/s

ただし，大動脈弁最高血流速度が 3.0～4.0m/s であっても，左室サイズや心機能によっては高度となる場合があることに注意

① 疾患診断
☐ 大動脈弁の開放制限
☐ 弁評価を困難にする高度石灰化

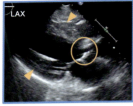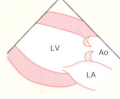

- 大動脈弁の開放制限（輝度上昇・石灰化）（丸囲み）
- 左室肥大（矢頭）

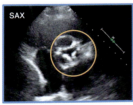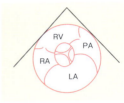

- 大動脈弁の輝度上昇および開放制限（丸囲み）
- 弁尖は3枚

☐ 大動脈弁最高血流速度の上昇

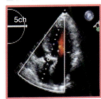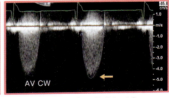

- 大動脈弁最高血流速度≧3.0 m/s（矢印）で有意なAS

> **POINT**
> ・心機能低下などで心拍出量が低下すると，高度ASがあっても最高血流速度が高くないことがある

4. POCで診る！ 心エコー図診断／C-1. 大動脈弁狭窄

STEP・4-C 弁膜症

2. 急性大動脈弁逆流

- 急性大動脈弁逆流（aortic regurgitation：AR）は，突然の器質的異常により大動脈弁の閉鎖が不良になり，左室に血液が逆流する疾患
- 急性ARにより，急激に心拍出量が減少して急性心不全を生じる
- 発見と確定診断には身体所見と心エコーが必要

主　訴

- ☐ ショック
- ☐ 呼吸苦
- ☐ 動悸

注意すべき身体所見

- ☐ 頻脈
- ☐ 聴診：to and fro murmur，拡張期雑音，収縮期雑音（相対的AS）
- ☐ 頸動脈　触診：大脈，速脈，二峰性脈波
- ☐ 拡張期血圧の低下

検査所見

- ☐ 胸部X線：胸水，肺うっ血
- ☐ 血液検査：BNP上昇

心エコー チェックポイント

① 疾患診断

- ☐ 左室収縮能亢進 F
- ☐ 大動脈弁の器質的異常
- ☐ 偏在性ARジェット
- ☐ 圧半減時間の短縮（PHT＜200ms）

急性ARをきたす主な疾患

- 急性大動脈解離
- バルサルバ洞瘤破裂
- 感染性心内膜炎
- 外傷性

急性ARの重症度分類

	軽症	中等症	重症
逆流ジェット幅	中央へのジェット，LVOT径25%未満	軽症より重いが，重症ARの徴候なし	中央へのジェット，LVOT径65%超
逆流ジェット縮流部径	＜3mm	3〜6mm	＞6mm

・PHT＜300msの場合，急性ARを疑う

① 疾患診断
- ☐ 左室収縮能亢進 **F**
- ☐ 大動脈弁の器質的異常（弁尖逸脱，疣贅，弁輪部膿瘍，弁穿孔）

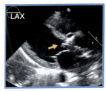 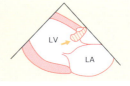

- 大動脈弁に疣贅と弁破壊（矢印）

- ☐ AR ジェット

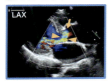

- 大動脈弁側に加速血流（矢印）
- 偏在性となることが多い
- 幅広い大動脈弁逆流ジェット縮流部径（矢頭）

- ☐ 圧半減時間の短縮（PHT＜300ms）

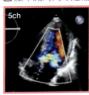 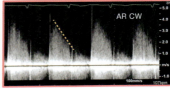

- 圧半減時間が著明短縮

> **POINT**
> - 頻脈で拡張期が短いと，AR 逆流ジェットの判別が困難である
> - PHT は急性 AR の診断には有用だが，慢性 AR には有用性が低い
> - 急性 AR を見たら，侵襲的治療となる可能性が高い！

STEP・4-C 弁膜症

3. 急性僧帽弁逆流

- 急性僧帽弁逆流 (mitral regurgitation：MR) は，突然の器質的異常により僧帽弁が閉鎖できず，左房へ血液が逆流する疾患
- 急性 MR では急激な逆流により心拍出量が減少して，急性心不全となる
- 確定診断には身体所見と心エコーが必要

主 訴

- [ ] ショック
- [ ] 呼吸苦
- [ ] 動悸

注意すべき身体所見

- [ ] 頻脈
- [ ] 聴診：全収縮期雑音，Ⅲ音

検査所見

- [ ] 胸部 X 線：胸水，肺うっ血
- [ ] 血液検査：BNP 上昇

心エコー チェックポイント

① 疾患診断
- [ ] 左室収縮能亢進
- [ ] 僧帽弁の器質的異常（弁尖逸脱，疣贅，穿孔）
- [ ] MR ジェット
- [ ] 早期僧帽弁流入血流速度の上昇

急性 MR をきたす主な疾患

- ACS に伴う乳頭筋断裂
- 感染性心内膜炎
- 腱索の粘液腫性断裂 (acute on chronic)
- 外傷性

① 疾患診断
- ☐ 左室収縮能亢進 **F**
- ☐ 僧帽弁の器質的異常
- ☐ MRジェット

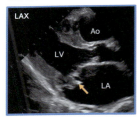
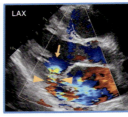

- 左房側に可動性の疣贅（矢印）
- 左室収縮能は亢進

- 左室側に加速血流（矢印）
- 幅広い偏在性MRジェット（矢頭と矢頭の間）

- ☐ 早期僧帽弁流入血流速度の上昇

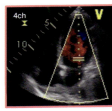
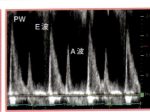

- E波が1.2m/s以上に増高

> **POINT**
> - 頻脈で収縮期が短縮するため，MRジェットの判別が困難な場合が多い
> - 急性MRをみたら，侵襲的治療の適応を考慮する
> - ショックではIABPを考慮する

STEP・4-D 心筋症

1. 閉塞性肥大型心筋症

- 閉塞性肥大型心筋症 (hypertrophic obstructive cardiomyopathy：HOCM) は，左室心筋が非対称型に肥大することで，左室流出路狭窄および致死性不整脈をきたす疾患
- 確定診断は心エコー，心臓 MRI などによる
- 心エコーは左室肥大と左室流出路狭窄の評価に優れている

主 訴

- ☐ 労作時息切れ
- ☐ 胸痛
- ☐ 失神

⚠ 注意すべき身体所見

- ☐ 触診：心尖拍動 (heaved または sustained pattern)
- ☐ 聴診：駆出性収縮期雑音
- ☐ 頸動脈：二峰性脈波

検査所見

- ☐ 血液検査：BNP 上昇
- ☐ 心電図：ST-T 異常，心室性不整脈

心エコー チェックポイント

① 疾患診断
- ☐ 非対称型の左室肥大
- ☐ 左室流出路 (LVOT) 狭窄
- ☐ 収縮期僧帽弁前方運動 (SAM) および MR ジェット

① 疾患診断

☐ 非対称型の左室肥大

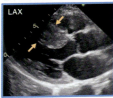
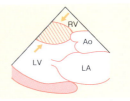

- 心室中隔側の壁厚が後壁側と比べて著明に肥大している（矢印）

☐ LVOT 狭窄

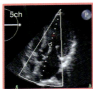
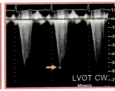

- LVOT 圧較差が著明な場合，連続波ドプラを用いて計測（矢印）

☐ SAM および MR ジェット

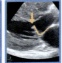
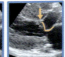
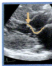

- 収縮中期に僧帽弁前尖（黄線）が中隔側に偏位（矢印）

- 収縮中期に左房後壁に向かう MR ジェット（矢頭）

> **POINT**
> ・左室流出路以外にも，左室内での閉塞所見および圧較差の上昇をきたす場合がある

STEP・4-D　心筋症

2. 拡張型心筋症

- 拡張型心筋症（dilated cardiomyopathy：DCM）は，何らかの原因で心筋障害をきたし，心ポンプ機能に著明な低下がみられる疾患
- 疾患診断は心エコーでは不十分であり，MRIや心筋生検で確認する必要がある
- 治療は薬物や心臓再同期療法などが検討される

主 訴

- ☐ 労作時息切れ
- ☐ 体重増加
- ☐ 動悸

注意すべき身体所見

- ☐ 湿性ラ音
- ☐ 聴診：Ⅲ音，全収縮期雑音
- ☐ 下腿浮腫
- ☐ 頻脈

検査所見

- ☐ 胸部X線：心拡大，うっ血，胸水
- ☐ 血液検査：BNP上昇
- ☐ 心電図：低電位

心エコー チェックポイント

① 疾患診断
- ☐ 左室拡大 F
- ☐ 左室収縮能低下（びまん性）F

② 合併症診断
機能性MR
- ☐ 僧帽弁テザリング
- ☐ MRジェット

〈拡張型を示す心疾患の心エコー所見〉

	特発性拡張型心筋症	虚血性心筋症
左室容積	拡大	拡大
左室駆出率	低下	低下
左室壁運動	びまん性壁運動低下 局所壁運動異常を示すこともあり	冠動脈支配領域に一致した壁運動異常、菲薄化、輝度上昇 びまん性のことも多く、心エコーのみで診断は困難
左室壁厚	正常—減少	正常—減少（菲薄化）
その他	機能性僧帽弁逆流の合併	虚血性（機能性）僧帽弁逆流の合併

	肥大型心筋症拡張相	心サルコイドーシス
左室容積	拡大	正常—拡大
左室駆出率	低下	低下
左室壁運動	びまん性壁運動低下	局所壁運動異常（心室中隔基部，左室後下壁，乳頭筋，左室自由壁，右室自由壁） 心室瘤形成 びまん性の壁運動低下例もあり
左室壁厚	非対称性肥大 （肥大型心筋症診断当時と比較すると減少傾向）	心室中隔基部，左室後下壁の壁菲薄化，輝度上昇 病初期は壁肥厚
その他	肥大型心筋症の既往 機能性僧帽弁逆流の合併	完全房室ブロック 僧帽弁逆流の合併

① **疾患診断**
☐ 左室拡大 **F**
☐ 左室収縮能低下（びまん性）**F**

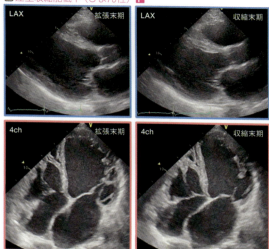

- 左室拡大が認められ，収縮能は全周性に高度低下．左室壁厚は正常〜菲薄化

> **POINT**
> ・心エコーで心筋症の原因疾患まで確定診断することは困難だが，少しでも原因の手掛かりを得られるように情報収集する必要がある

② 合併症診断
機能性 MR
☐ 僧帽弁テザリング

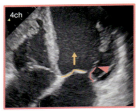
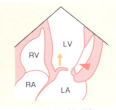

- 僧帽弁前尖（黄線）が心尖方向へ引っ張られる（矢印）
- 僧帽弁後尖（赤線）に可動制限を認める（矢頭）

☐ MR ジェット

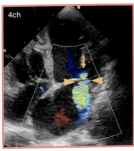
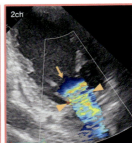

- 左室側に加速血流（矢印）
- 左房内に幅広い逆流ジェット（矢頭）

> **POINT**
> ・機能性 MR は逆流ジェットが幅広いため，様々な断面で評価をしないと過小評価をする可能性がある

STEP・4-D 心筋症

3. たこつぼ型心筋症

- たこつぼ型心筋症（takotsubo cardiomyopathy：TCM）とは，左室心尖部を中心とした収縮低下と心基部の過収縮を併せ持つ一過性の病態．確定診断は冠動脈造影での ACS 除外

主 訴

- [ ] 胸痛
- [ ] 呼吸困難

注意すべき身体所見

- [ ] 聴診：全収縮期雑音（MR があれば）

検査所見

- [ ] 心電図：V4-6 ST 上昇，巨大陰性 T 波
- [ ] 血液検査：BNP 上昇

心エコー チェックポイント

① 疾患診断
- [ ] 左室収縮能低下 F
- [ ] 心尖部の局所壁運動異常

② 合併症診断

機能性 MR
- [ ] 僧帽弁テザリング
- [ ] MR ジェット

LVOT 狭窄
- [ ] 収縮期僧帽弁前方運動（SAM）
- [ ] 偏在性 MR ジェット

① 疾患診断
- [ ] 左室収縮能低下 F
- [ ] 局所壁運動異常

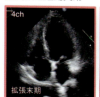
拡張末期

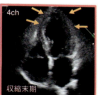
収縮末期

- 左室基部の収縮は保たれているが，心尖部の壁運動は高度

低下(矢印).虚血性心疾患との鑑別が必要

② 合併症診断

機能性 MR
- ☐ 僧帽弁テザリング
- ☐ MR ジェット

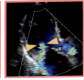

- 僧帽弁尖(黄線)が心尖方向へ引っ張られる(黄矢印)
- 僧帽弁逆流の加速血流は心尖方向に偏位する(矢頭と矢頭の間)

LVOT 狭窄
- ☐ SAM および MR ジェット

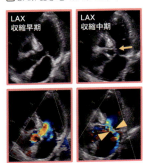

- 上:収縮期に僧帽弁前尖が中隔側に偏位(矢印)
- 下:収縮中期に左房後壁に向かう MR ジェット(矢頭と矢頭の間)

>
> ・たつぼ型心筋症は一過性の病態だが,合併症により状態が急変することがあるため,注意を要する

STEP・4-E 感染・腫瘍

1. 急性心筋炎

- 急性心筋炎（acute myocarditis）はウイルス感染などにより急激に心筋に炎症を生じ，心機能異常や不整脈をきたす疾患
- 急性心筋炎では除外診断が重要．心エコー以外に造影 CT や冠動脈造影が必要となる
- 急激に血行動態が悪化するので緊急性が高く，補助循環装置が必要となることもある

主訴

- ☐ 感冒様症状
- ☐ 胸痛
- ☐ 呼吸苦
- ☐ ショック

注意すべき身体所見

- ☐ 発熱
- ☐ 頻脈（房室ブロック時は徐脈）
- ☐ 胸部　聴診：心膜摩擦音

検査所見

- ☐ 血液検査：炎症所見，心筋逸脱酵素の高値，BNP 上昇
- ☐ 心電図：ST-T 変化，心室性不整脈など

心エコー チェックポイント

① 疾患診断
- ☐ 左室収縮能低下 F
- ☐ 左室局所壁運動異常
- ☐ 心嚢水貯留 F

① 疾患診断

☐ 左室収縮能低下 **F**

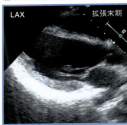
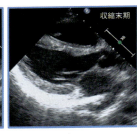

☐ 局所壁運動異常

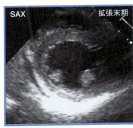
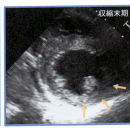

- 冠動脈領域に一致しない心電図変化や局所壁運動異常（矢印）

☐ 心嚢水貯留 **F**

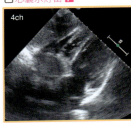
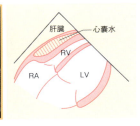

- 右室前面に心嚢水

> **POINT**
> ・急性心筋炎の診断は，ACSなど緊急性の高い疾患の除外によって得られる

STEP・4-E 感染・腫瘍

2. 感染性心内膜炎

- 感染性心内膜炎 (infective endocarditis：IE) とは，心内膜に細菌や真菌などが感染巣を形成し，弁破壊や塞栓症などをきたす疾患
- 診断には血液培養や心エコーが必要．塞栓の診断に造影CTやMRIが重要

主　訴

- ☐ 発熱
- ☐ 悪寒
- ☐ 脳梗塞による神経症状
- ☐ その他，倦怠感，易疲労感，寝汗，食思不振など症状は様々

注意すべき身体所見

- ☐ 発熱
- ☐ 頻脈
- ☐ 聴診：心雑音
- ☐ 末梢所見：Osler結節，Janeway発疹，Roth斑

検査所見

- ☐ 血液培養陽性
- ☐ 頭部CT・MRI：脳梗塞の有無
- ☐ 全身造影CT：塞栓所見

心エコー チェックポイント

①疾患診断
- ☐ 疣贅
- ☐ 弁穿孔，シャント
- ☐ 弁輪部膿瘍
- ☐ 人工弁感染

IEをきたしやすい患者
- 基礎心疾患を有する症例
- 人工弁置換術後
- 麻薬常習者
- 免疫不全患者

① 疾患診断

☐ 疣贅

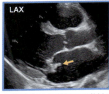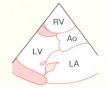

- 僧帽弁左房側に可動性の疣贅（矢印）

☐ 弁穿孔，シャント

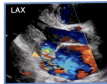

- 僧帽弁後尖に弁孔を疑う（矢頭）

☐ 弁輪部膿瘍

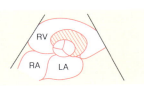

- 大動脈弁輪に膿瘍（矢頭）を認める

- 弁輪部膿瘍内に血流（矢印）を認める

> **POINT**
> ・上記所見を認め，塞栓・心不全・感染のコントロールが困難な場合は手術を検討する

STEP・4-E 感染・腫瘍

3. 心臓粘液腫

- 心臓粘液腫（cardiac myxoma）は心臓腫瘍の約30%と最も頻度が高い疾患で，その75%で左房内に発生する
- 合併症である全身塞栓症や心腔内閉塞（僧帽弁狭窄など）により症状をきたす場合が多い
- 診断は心エコーで十分であるが，造影CTやMRIで確認できる
- 全身塞栓症の予防から外科的摘出術が施行される

主 訴

- [ ] 発熱，体重減少
- [ ] 塞栓症状：脳梗塞，腎梗塞など
- [ ] 心腔内閉塞症状：労作時息切れなど

注意すべき身体所見

- [ ] 聴診：tumor plop（拡張期の低調性過剰心音），僧帽弁流入血流障害では心雑音（MS rumble様）

検査所見

- [ ] 血液検査：貧血，白血球増加，CRP上昇
- [ ] 心電図：左房負荷，上室性不整脈

心エコー チェックポイント

① 疾患診断
- [ ] 腫瘍エコー：表面がラフな例では脳梗塞リスクあり

② 合併症診断
心腔内閉塞
- [ ] 心腔内の異常血流
- [ ] 心腔内圧較差の上昇

① 疾患診断
☐ 腫瘍エコー

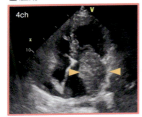

- 左房内に可動性構造物（矢頭と矢頭の間）

② 合併症診断
☐ 心腔内の異常血流

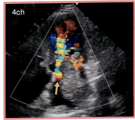

- 腫瘍による左房内閉塞所見（矢印）

☐ 心腔内圧較差の上昇

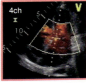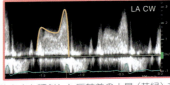

- 腫瘍により僧帽弁狭窄症と類似した圧較差の上昇（黄緑）を認める

>
> ・心臓腫瘍を認めた場合，存在診断とともに心腔内閉塞所見も確認する

STEP・4-F 血管疾患

1. 急性大動脈解離

- 急性大動脈解離（acute aortic dissection：AD）は，大動脈の中膜に生じた亀裂から血流が偽腔内に流入して血管壁が剥離する疾患
- 確定診断は造影 CT を優先する
- 心エコーで上行大動脈の拡大やフラップを認めたら，造影 CT を考慮する
- ショック状態となった AD の場合，合併症の診断には，心エコーが最も有用である

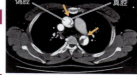

主訴

- □ 胸背部痛
- □ ショック
- □ 失神や意識障害（脳梗塞）

注意すべき身体所見

- □ 上肢血圧の左右差（正常でも利き腕が 10 mmHg 程度高い）
- □ 拡張期血圧の低下（急性 AR）

検査所見

- □ 血液検査：D ダイマー高値
- □ 胸部 X 線：左第 1 弓拡大
- □ 単純 CT：大動脈拡大，大動脈壁の輝度上昇，石灰化の内方偏位
- □ 造影 CT：偽腔，血管内フラップ（矢印）

AD の形態的分類

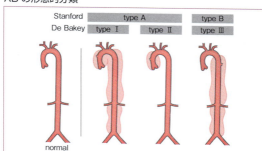

♥ 心エコー チェックポイント

① **疾患診断**
☐ 大動脈の拡大,フラップ
② **合併症診断**

急性AR
☐ 左室収縮能亢進 **F**
☐ ARジェット

ACS
☐ 左室収縮能低下 **F**
☐ 局所壁運動異常

心タンポナーデ
☐ 心嚢水貯留 **F**
☐ 右室虚脱 **F**

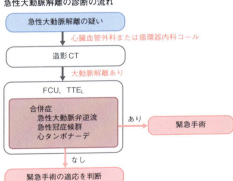

急性大動脈解離の診断の流れ

急性大動脈解離の疑い
↓ 心臓血管外科または循環器内科コール
造影CT
↓ 大動脈解離あり
FCU,TTE_L
合併症
 急性大動脈弁逆流
 急性冠症候群
 心タンポナーデ
→ あり → 緊急手術
↓ なし
緊急手術の適応を判断

① 疾患診断

- 大動脈の拡大とフラップは感度・特異度は高くないが，否定できない場合は造影 CT を検討する

☐ 上行大動脈の拡大，フラップ

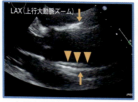
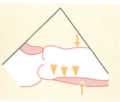

- 上行大動脈に拡大（矢印）とフラップ（矢頭）を認める

☐ 腹部大動脈のフラップ

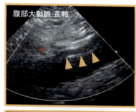
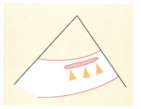

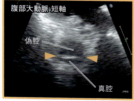
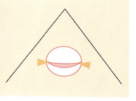

- 腹部大動脈は軽度拡大
- フラップあり（矢頭），異常血流なし

> **POINT**
> - AD を疑う場合，まずは造影 CT での確定診断を優先する
> - 大動脈拡大やフラップは AD を疑う所見になるが，アーチファクトであることも多い

② 合併症診断

急性 AR

- 解離が大動脈基部や大動脈弁交連部に波及して急性 AR をきたす
- 大動脈基部の拡大や弁尖の逸脱が原因となる
- 急性 AR では頻脈は必発で,拡張期圧の低下にも注目する
- ショックになりやすく,迅速な対応が必要

☐ 左室収縮能亢進 **F**
☐ AR ジェット

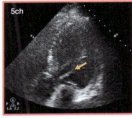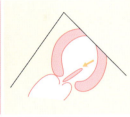

- 大動脈から左室に向けてフラップ(矢印)を認める

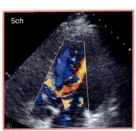

- 拡張期に著明な AR ジェット(矢頭と矢頭の間)あり

> **POINT**
> ・頻脈により拡張期が短くなるため,急性 AR の診断は困難を伴う場合がある
> ・慢性 AR との鑑別に,頻脈であることや左室拡大がないことが重要な所見となる

ACS（詳細は 50 頁）

- 冠動脈入口部まで解離が進展すると，左冠動脈あるいは右冠動脈の ACS を合併する
- ACS 患者に AD を疑う所見がある場合，冠動脈造影の前に造影 CT を考慮する

左冠動脈入口部閉塞の場合

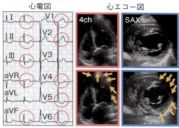

- 心電図：aVR ST ↑，広範な ST 変化
- 心エコー：左室収縮能低下 **F**，広範な局所壁運動異常

右冠動脈入口部閉塞の場合

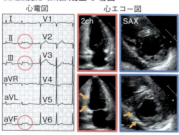

- 心電図：Ⅱ/Ⅲ/aVF ST ↑
- 心エコー：左室収縮能低下 **F**，下壁運動異常

>
> ・診断は ACS が先行する場合が多く，AD を疑っていないと見落とす可能性がある
> ・AD による ACS は虚血範囲が広範なため，重症化することが多い

心タンポナーデ（詳細は96頁）

- 解離により大動脈基部の破裂をきたすと，急速に心タンポナーデが進行し，ショックを生じる．
- ☐ 心嚢水貯留 **F**
- ☐ 右室虚脱 **F**

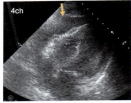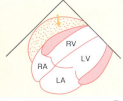

- 右室前面に心嚢水の貯留を認め，右室の圧迫を生じている

- ADによる心タンポナーデは心破裂同様，血行動態が急速に悪化する

STEP・4-F 血管疾患

2. 肺血栓塞栓症

- 肺血栓塞栓症（pulmonary thromboembolism：PTE）とは，肺動脈に血栓が閉塞して静脈血の酸素化が急激に悪化する疾患
- 確定診断は造影 CT である
- 特異的な身体・検査所見に乏しく，心エコーでの原因不明な右心負荷所見は疑う手掛かりとなる
- 呼吸困難や頻脈を伴う胸痛では一度は本症を疑うこと

主訴

☐ 呼吸困難
☐ 胸痛
☐ ショック
☐ その他，多彩な症状

注意すべき身体所見

☐ 酸素化の低下
☐ 聴診：II_P の亢進

検査所見

☐ 血液検査：D-ダイマー高値
☐ 胸部 X 線：左第 2 弓拡大，希少血管野
☐ 心電図：V1-3 陰性 T 波，$S_1Q_{III}T_{III}$ など
☐ 造影 CT：肺動脈，下肢静脈に血栓像（矢印）

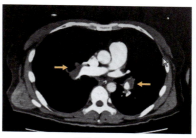

造影 CT

心エコー チェックポイント

① 疾患診断
- ☐ 右室拡大 F
- ☐ McConnell徴候
- ☐ 心室中隔の平坦化 (D-shape)
- ☐ 右室圧の上昇
- ☐ 下大静脈拡大,呼吸性変動低下 F

肺血栓塞栓症の診断の流れ

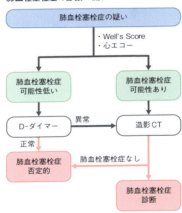

① 疾患診断
- ☐ 右室拡大 **F**
- ☐ McConnell 徴候

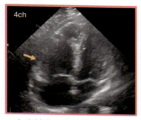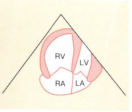

- 右室拡大，右室基部の壁運動低下（McConnell 徴候，矢印）

☐ 心室中隔の平坦化（D-shape）

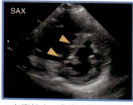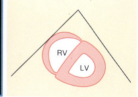

- 右室拡大，心室中隔平坦化（矢頭）
- 収縮期の D-shape は右室圧の著明な上昇を示唆

☐ 右室圧の上昇

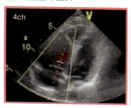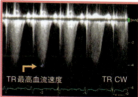

□ 下大静脈拡大，呼吸性変動低下 **F**

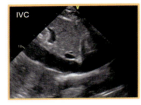
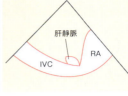

> **POINT**　・肺血栓塞栓症が少しでも疑われる場合は早急に造影 CT を行う

STEP • 4-G

心タンポナーデ

- 心タンポナーデ（cardiac tamponade）は，心膜腔への心嚢水貯留で心腔圧迫をきたし，心拍出量が低下する病態
- 単なる心嚢水貯留とは異なる
- 心エコーは診断において最も感度が高く，正確な検査法である
- 心タンポナーデを疑う場合，早急な診断と迅速な心嚢穿刺が必要
- 特に侵襲的治療の後に生じた心タンポナーデを確実に早期診断する

主 訴

- ☐ 呼吸苦
- ☐ 動悸
- ☐ ショック

注意すべき身体所見

- ☐ 頻脈
- ☐ Beckの3徴（低血圧，頸静脈怒張，心音の微弱化）
- ☐ 四肢冷感
- ☐ 奇脈

検査所見

- ☐ 胸部X線：心陰影の拡大
- ☐ 心電図：洞性頻脈，低電位

心エコー チェックポイント

① 疾患診断
- ☐ 心嚢水貯留 F
- ☐ 右房，右室虚脱 F
- ☐ 下大静脈拡大，呼吸性変動消失 F
- ☐ 左室拡張能の著明低下

① 疾患診断
□ 心嚢水貯留 F

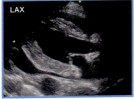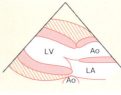

- 心臓周囲にエコーフリースペースを認める

□ 右房，右室虚脱 F

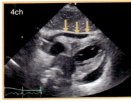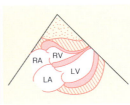

- 右室前面の心嚢水と右室虚脱を認める

□ 下大静脈拡大，呼吸性変動消失 F

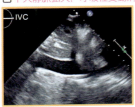

- IVC は拡大し，呼吸性変動は消失

☐ 左室拡張能の著明低下

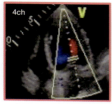
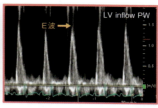

- E 波と A 波が癒合
- E/A は偽正常化や拘束性を示す

> **POINT**
> ・心嚢液は少量でも，急速に貯留すれば血行動態が悪化する
> ・心タンポナーデの診断に難渋する際は，左室拡張能評価も併せて検討しなければならない
> ・漠然としただるさなどを訴えている場合，心嚢穿刺で症状が改善する場合がある

Appendix

心エコー図の基準値

心臓サイズ（日本人における参考とすべきおよその正常値）

大動脈径（2D法）

大動脈弁輪径, cm	1.8〜2.5
Valsalva洞径, cm	2.5〜3.5
ST接合部径, cm	2.1〜2.9

左室壁厚（2D法）

中隔壁厚, cm	0.7〜1.0
後壁壁厚, cm	0.7〜1.0

左室内径（2D法）

左室拡張末期径, cm	4.1〜5.2
左室収縮末期径, cm	2.5〜3.4
左室拡張末期径/体表面積, cm/m^2	2.5〜3.2
左室収縮末期径/体表面積, cm/m^2	1.5〜2.0

左室容量（Simpson変法）

左室拡張期容量, ml	57〜113
左室収縮期容量, ml	18〜53

右室面積

右室拡張期径, cm	2.3〜3.6
右室拡張期面積, cm^2	10〜20
右室収縮期面積, cm^2	5〜12
右室面積変化率, %	31〜57

左房径（2D法）

左房横径（心尖四腔像）, cm	3.0〜4.1
左房縦径（心尖四腔像）, cm	3.9〜5.6
左房横径（傍胸骨長軸像）, cm	2.8〜3.6

右房径（2D法）

右房横径（心尖四腔像）, cm	2.6〜3.9
右房縦径（心尖四腔像）, cm	3.8〜5.1

左房容量（Simpson変法）

最大左房容量, ml	26〜56
最小左房容量, ml	10〜29
最大左房容量/体表面積, ml/m^2	17〜32
最小左房容量/体表面積, ml/m^2	6〜17

（大門雅夫 他：臨床心エコー図学 第3版（吉川純一 編）. p.746, 文光堂, 2011. より引用）

弁膜症の重症度評価

A) 左心系の弁膜症

大動脈弁狭窄

	軽度	中等度	高度
連続波ドプラ法による最高血流速度 (m/s)	2.0〜2.9	3.0〜3.9	4.0≦
平均圧較差 (mmHg) *	<20	20〜39	40≦
弁口面積 (cm^2)			<1.0
補正弁口面積 (cm^2/m^2)			<0.6

僧帽弁狭窄

	軽度	中等度	高度
弁口面積 (cm^2)	2.0<	1.6〜2.0	<1.5

大動脈弁逆流

	軽度	中等度	高度
定性評価			
血管造影重症度	1+	2+	3〜4+
vena contracta 幅 (%)	LVOT 径の25 未満	LVOT 径の25〜64	LVOT 径の65 超
vena contracta 幅 (cm)	<0.3	0.3〜0.6	0.6<
定量評価 (心カテーテル法または心エコー法)			
逆流量 (ml/beat)	30 未満	30〜59	60 以上
逆流率 (%)	30 未満	30〜49	50 以上
逆流弁口面積 (cm^2)	0.10 未満	0.10〜0.29	0.30 以上
その他の重要な診断基準			
左心室サイズ			拡大

僧帽弁逆流

	軽度	中等度	高度
定性評価			
カラードプラ逆流ジェット面積	小さい LA 中央へのジェット		大きな LA 中央へのジェット(LA 面積の 50%超)
vena contracta 幅 (cm)	0.3 未満	0.3〜0.69	0.70 以上
定量評価(心カテーテル法または心エコー法)			
逆流量 (ml/beat)	30 未満	30〜59	60 以上
逆流率 (%)	30 未満	30〜49	50 以上
逆流弁口面積 (cm²)	0.20 未満	0.2〜0.39	0.40 以上
その他の重要な診断基準			
左心房サイズ			拡大
左心室サイズ			拡大

B) 右心系の弁膜症

	軽度	中等度	高度
中央へのジェット (cm²)	<5.0	5〜10	10.0<
vena contracta 幅 (cm)	なし	<0.7	0.7<
肝静脈収縮期逆流			あり

*弁圧較差は血流量に依存するので,心拍出量や前方への弁通過血流量を考慮した上で圧較差による弁狭窄の評価を行うべきである.
AR =大動脈弁逆流;LA =左房;LVOT =左室流出路;MR =僧帽弁逆流.
vena contracta=逆流ジェット縮流部
(Nishimura RA et al.: 2014 AHA/ACC Guideline for the Management of Patients With Valvular Heart Disease: executive summary: a report of the American College of Cardiology/American Heart Association Task Force on Practice Guidelines. Circulation 129: 2440-2492, 2014 および Nishimura RA et al.: 2017 AHA/ACC Focused Update of the 2014 AHA/ACC Guideline for the Management of Patients With Valvular Heart Disease: A Report of the American College of Cardiology/American Heart Association Task Force on Clinical Practice Guidelines. Circulation 135: e1159-e1195, 2017 より引用改変)

参考文献

STEP 1
3. POC 心エコー
1) Spencer KT et al. : Focused cardiac ultrasound : recommendations from the American Society of Echocardiography. J Am Soc Echocardiogr 26 : 567-581, 2013
2) Labovitz AJ et al. : Focused cardiac ultrasound in the emergent setting : a consensus statement of the American Society of Echocardiography and American College of Emergency Physicians. J Am Soc Echocardiogr 23 : 1225-1230, 2010

STEP 3
1) Perera P et al. : The RUSH exam : Rapid Ultrasound in Shock in the evaluation of the critically Ill. Emerg Med Clin North Am 28 : 29-56, 2010
2) Bagheri-Hariri S et al. : The impact of using RUSH protocol for diagnosing the type of unknown shock in the emergency department. Emerg Radiol 22 : 517-520, 2015
3) Lichtenstein DA et al. : Relevance of lung ultrasound in the diagnosis of acute respiratory failure : the BLUE protocol. Chest 134 : 117-125, 2008
4) Zanobetti M et al. : Point-of-Care Ultrasonography for Evaluation of Acute Dyspnea in the ED. Chest 151 : 1295-1301, 2017

STEP 4
FCU
1) Daimon M et al. : Normal values of echocardiographic parameters in relation to age in a healthy Japanese population : the JAMP study. Circ J 72 : 1859-1866, 2008
2) Soni, NJ et al : Section III : Heart. Point of Care Ultrasound, 2014, Saunders, U.S.
3) Silverstein JR et al. : Quantitative estimation of left ventricular ejection fraction from mitral valve E-point to septal separation and comparison to magnetic resonance imaging. Am J Cardiol 97 : 137-140, 2006
4) Weyman AE et al. : Mechanism of abnormal septal motion in patients with right ventricular volume overload : a cross-sectional echocardiographic study. Circulation 54 : 179-186, 1976
5) Matsumura Y et al. : Usefulness of left ventricular shape to

predict the early recovery of left ventricular function after isolated aortic valve replacement for aortic valve stenosis. Am J Cardiol 102 : 1530-1534, 2008
6) Lai WW et al. : Accuracy of guideline recommendations for two-dimensional quantification of the right ventricle by echocardiography. Int J Cardiovasc Imaging 24 : 691-698, 2008
7) Bernath GA et al. : Regional distribution of blood flow at the onset of right ventricular diastolic collapse during cardiac tamponade. Am Heart J 113 : 1129-1132, 1987
8) Rudski LG et al. : Guidelines for the echocardiographic assessment of the right heart in adults : a report from the American Society of Echocardiography endorsed by the European Association of Echocardiography, a registered branch of the European Society of Cardiology, and the Canadian Society of Echocardiography. J Am Soc Echocardiogr 23 : 685-713, 2010

A. 急性心不全
1) Solomon, SD et al. : Chapter 14. Echocardiography. Braunwald's Heart Disease, 2015, Elsevier Saunders Co.
2) Lewis JF et al. : Pulsed Doppler echocardiographic determination of stroke volume and cardiac output : clinical validation of two new methods using the apical window. Circulation 70 : 425-431, 1984

B. 虚血性心疾患
1) Nishigami K : Point-of-care echocardiography for aortic dissection, pulmonary embolism and acute coronary syndrome in patients with killer chest pain : EASY screening focused on the assessment of effusion, aorta, ventricular size and shape and ventricular asynergy. J Echocardiogr 13 : 141-144, 2015
2) Autore C et al. : Role of echocardiography in acute chest pain syndrome. Am J Cardiol 86 (4A) : 41G-42G, 2000
3) French JK et al. : Mechanical complications after percutaneous coronary intervention in ST-elevation myocardial infarction (from APEX-AMI). Am J Cardiol 105 : 59-63, 2010
4) Brack M et al. : Two-dimensional echocardiographic characteristics of pericardial hematoma secondary to left ventricular free wall rupture complicating acute myocardial infarction. Am J Cardiol 68 : 961-964, 1991
5) Vargas-Barrón J et al. : Risk factors, echocardiographic patterns, and outcomes in patients with acute ventricular septal rupture during myocardial infarction. Am J Cardiol 95 : 1153-1158, 2005

6) Otto, CM et al.: Chapter 14 Echocardiography in the Coronary Care Unit: The Practice of Clinical Echocardiography. Fourth edition, 2012, pp.262-266, Elsevier
7) Garcia-Fernandez MA et al.: Two dimensional echocardiography and Doppler in the right ventricular infarction. Rev Port Cardiol 9: 227-244, 1990

C. 弁膜症

1) Nishimura RA et al.: 2014 AHA/ACC Guideline for the Management of Patients With Valvular Heart Disease: a report of the American College of Cardiology/American Heart Association Task Force on Practice Guidelines. Circulation 129: e521-e643, 2014
2) Pibarot P et al.: Low-flow, low-gradient aortic stenosis with normal and depressed left ventricular ejection fraction. J Am Coll Cardiol 60: 1845-1853, 2012
3) Chappell JH et al.: Abbreviated aortic insufficiency in aortic dissection caused by prolapse of the intimal flap. J Am Soc Echocardiogr 3: 72-74, 1990
4) Park SH et al.: Left valsalva sinus aneurysm rupture into left atrium and aortic valve prolapse confirmed with transesophageal echocardiography. J Am Soc Echocardiogr 20: 1010. e3-e6, 2007
5) Obadia JF et al.: Post-traumatic aortic valve insufficiencies. Arch Mal Coeur Vaiss 85: 211-214, 1992
6) Buonocore E et al.: Non-rheumatic acute mitral insufficiency caused by ruptured chordae tendineae. AJR Am J Roentgenol 126: 336-343, 1976

D. 心筋症

1) Maron BJ et al.: Patterns and significance of distribution of left ventricular hypertrophy in hypertrophic cardiomyopathy. A wide angle, two dimensional echocardiographic study of 125 patients. Am J Cardiol 48: 418-428, 1981
2) Gersh BJ et al.: 2011 ACCF/AHA Guideline for the Diagnosis and Treatment of Hypertrophic Cardiomyopathy. J Am Coll Cardiol 58: e212-e260, 2011
3) Levine RA et al.: Mechanistic insights into functional mitral regurgitation. Curr Cardiol Rep 4: 125-129, 2002
4) Izumo M et al.: Mechanisms of acute mitral regurgitation in patients with takotsubo cardiomyopathy: an echocardiographic study. Circ Cardiovasc Imaging 4: 392-398, 2011

E. 感染・腫瘍

1) 日本循環器学会: 循環器病の診断と治療に関するガイドライン: 急性および慢性心筋炎の診断・治療に関するガイドライン

(2009 年改訂版). http://www.j-circ.or.jp/guideline/pdf/JCS2009_izumi_h.pdf (2018 年 2 月閲覧)
2) 日本循環器学会：循環器病の診断と治療に関するガイドライン：感染性心内膜炎の予防と治療に関するガイドライン (2008 年改訂版). http://www.j-circ.or.jp/guideline/pdf/JCS2008_miyatake_h.pdf (2018 年 2 月閲覧)

F. 血管疾患

1) Hiratzka LF et al.：Surgery for Aortic Dilatation in Patients With Bicuspid Aortic Valves：A Statement of Clarification From the American College of Cardiology/American Heart Association Task Force on Clinical Practice Guidelines. Circulation 133：680-686, 2016
2) Carmody K et al.：Point of Care Echocardiography in an Acute Thoracic Dissection with Tamponade in a Young Man with Chest Pain, Tachycardia, and Fever. J Emerg Med 51：e123-e126, 2016
3) Nishigami K：Point-of-care echocardiography for aortic dissection, pulmonary embolism and acute coronary syndrome in patients with killer chest pain：EASY screening focused on the assessment of effusion, aorta, ventricular size and shape and ventricular asynergy. J Echocardiogr 13：141-144, 2015
4) Patel PA et al.：Aortic Regurgitation in Acute Type-A Aortic Dissection：A Clinical Classification for the Perioperative Echocardiographer in the Era of the Functional Aortic Annulus. J Cardiothorac Vasc Anesth 32：586-597, 2018
5) Di Nisio M et al.：Deep vein thrombosis and pulmonary embolism. Lancet 388：3060-3073, 2016

G. 心タンポナーデ

1) Rosoff M et al.：Clinical and hemodynamic correlation in patients with pericardial effusion and swinging heart by echocardiography. J Clin Ultrasound 11：477-483, 1983
2) Armstrong WF et al.：Diastolic collapse of the right ventricle with cardiac tamponade：an echocardiographic study. Circulation 65：1491-1496, 1982

索 引

あ

圧半減時間　68, 69
I音　22
右室圧　47
右室拡大　37, 38, 39, 42, 50, 60, 93, 94
右室虚脱　50, 56, 87, 91, 96, 97
右室梗塞　51, 55, 60
右室二腔症　19, 23
右室負荷　19, 26, 28
右心不全　44
エコーウィンドウ　3
エコープローブ　2

か

外頸静脈　17
外傷性　68, 70
拡張型心筋症　74
拡張期雑音　68
拡張早期雑音　24
カーソル　11
下大静脈　26, 39, 41
下大静脈拡大　93, 95, 96, 97
下大静脈縦断面　5, 9
下腿浮腫　74
カラースケール設定　10
カラードプラ　10
肝機能障害　34, 35
肝頸静脈逆流　17
関心領域　10
感染性心内膜炎　68, 70, 82
完全右脚ブロック　22, 23
奇異性分裂　22
期外収縮　32
機械の合併症　50, 56
機能性 MR　74, 77, 78, 79
奇脈　96
急性冠症候群（ACS）　50, 87
急性心筋炎　80
急性心不全　44
急性僧帽弁逆流　70
急性大動脈解離　51, 61, 68, 86

急性大動脈弁逆流（AR）　68, 87, 89
局所壁運動異常　50, 63, 64, 78, 80, 81, 90
虚血性心筋症　75
虚血性心疾患　28
起立性失神　30
緊張性気胸　26
駆出性雑音　24
駆出性収縮期雑音　24, 25, 66, 72
頸静脈の診かた　17
頸動脈狭窄　16
頸動脈の診かた　16
頸動脈拍動　25
血液分布不均等性　27
高血圧性心疾患　18
五腔断面　5, 8
固定性分裂　22
コンベックス　2

さ

Ⅲ音　18, 22, 44, 50, 62, 70, 74
左脚ブロック　22
左室拡大　36, 38, 39, 42, 74, 76
左室仮性瘤　51, 59
左室収縮能　36, 37, 38, 39, 42, 46
左室収縮能亢進　68, 69, 70, 71, 87, 89
左室収縮能低下　50, 52, 53, 54, 55, 74, 76, 78, 80, 81, 87, 90
左室収縮率　45
左室短軸断面　5, 6, 37
左室長軸断面　5, 6, 36
左室流出路狭窄　72
左室流入血流速度波形　48, 49
左心不全　44
三腔断面　5, 8
三尖弁逆流　19, 24
三尖弁逆流最大圧較差　47
サンプルボリューム　12
四腔断面　5, 7, 9, 38, 39
四肢冷感　44, 50, 66, 96
湿性ラ音　74
シャドー　16, 66

シャント 82, 83
収縮期駆出性雑音 16
収縮期雑音 68
収縮期僧帽弁前方運動 72, 78
収縮性心膜炎 17
縮流部 68, 69
腫瘍エコー 84, 85
循環血漿量減少性 27
ショック 15
心音 25
心外膜炎 29
心窩部 3, 5, 9, 39
心筋炎 29
心筋症 15
心原性 27
心原性失神 30
心原性浮腫 15
人工弁感染 82
心雑音 62, 82, 84
心サルコイドーシス 75
心室粗動 32
心室中隔欠損 23, 24, 25
心室中隔穿孔 50, 57
心尖拍動 25, 66, 72
心尖拍動の診かた 18
心尖部 3, 5, 7, 38
心臓粘液腫 84
心タンポナーデ 27, 56, 87, 91, 96
心嚢水 26, 36, 37, 38, 39
心嚢水貯留 41, 50, 56, 80, 81, 87, 91, 96, 97
心拍出量 45
心破裂 50, 56
心肥大 18, 22
心不全 15, 18, 22
腎不全 34, 34
心房細動 32
心房粗動 32
心房中隔欠損 19, 22, 23, 25
心膜摩擦音 80
水泡音 44
正常分裂 22
セクター 2
石灰化 66, 67
全収縮期雑音 24, 25, 70, 74, 78
喘鳴 44
僧帽弁テザリング 74, 78, 79

僧帽弁流入血流速度 70, 71
僧帽弁輪速度波形 48, 49
組織ドプラ 13

た

大動脈解離（AD）15, 28, 86
大動脈弁狭窄（AS）15, 16, 18, 24, 25, 29, 30, 66
大動脈弁最高血流速度 66, 67
大動脈弁短軸断面 6
たこつぼ型心筋症 78
遅脈 66
中心静脈圧 47
動脈管開存 24
特発性拡張型心筋症 75
特発性食道破裂 28
ドプラスケール 11, 12

な

内頸静脈 17
II音 22, 23
二腔断面 5, 7
二峰性脈波 16, 68, 72
乳頭筋断裂 50, 58, 70

は

肺血栓塞栓症（PTE）23, 27, 28, 30, 32, 92
肺高血圧（症）19, 22, 23
肺静脈還流異常 23
肺水腫 26
肺動脈狭窄 19, 23
拍動性腫瘤の有無 20
発熱 82
バルサルバ洞瘤破裂 68
パルスドプラ 12
肥大型心筋症（HCM）18, 19, 29, 30
肥大型心筋症拡張相（HOCM）16, 24, 25, 30, 75
頻脈 68, 70, 74, 80, 82, 96
負荷心エコー図 64
腹部大動脈瘤 20, 21
閉塞性 27
閉塞性肥大型心筋症 72
ベースライン 11, 12
弁穿孔 82, 83

弁輪部膿瘍　82, 83
傍胸骨　3, 6, 36
傍胸骨左縁　5
傍胸骨拍動　25
傍胸骨拍動の診かた　19

ま

脈拍の診かた　15

や

疣贅　82, 83
IV音　18, 22
容量負荷　19

ら

リニア　2
流速時間積分値　45
連続性雑音　24
連続波ドプラ　11
労作性狭心症　62

A

ACS　87
AD　15
anacrotic pulse　16
apical　7
AR　16, 24
AS　15, 16, 18, 24, 25, 30
ASD　25

B

Bモード　10
Beckの3徴　96

C

CW　11

D

D-shape　26, 28, 93, 94
DcT　45
double apical impulse　18

E

E/A　45

F

Fallot 四徴症　19
FCU　4, 5
5ch　8
5 killer chest pain　28
Focused Cardiac Ultrasound　4
4ch　7, 9
Friedreich 徴候　17

G

Graham-Steel 雑音　24

H

HCM　18, 19, 30
heaved pattern　18, 72
hepatojugular reflux　17
HOCM　16, 24, 25, 30

I

IVC　9, 45, 47

J

Janeway 発疹　82

K

Kussmaul 徴候　17

L

LAX　6
Levine の分類　24
Limited Transthoracic Echocardiography　4
LVOT 狭窄　72, 78
LVOT 断面積　46

M

McConnell サイン　26, 28
McConnell 徴候　93, 94
MR　15, 18, 22, 24, 25
MS　22

N

Nohria-Stevenson 分類　44

O

Osler 結節　82

P

PCWP 49
POC 4
POC 心エコー 4
Point of Care 4
PSVT 32
PTE 27, 30, 32
pulses bisferience 16
PW 12

R

rapid filling wave 18
Rivero-Carvallo 徴候 24
ROI 10
Roth 斑 82
RUSH 26

S

SAM 72, 73, 78
SAX 6
subcostal 9
sustained impulse 18
sustained pattern 18, 72

T

tapping 16
TDI 13
3ch 8
to and fro murmur 24, 68
TR 24, 25, 26, 28, 45
TR 最大圧較差 47
TTE_L 4, 5
tumor plop 84
2ch 7

V

VSD 24, 25
VT 32
VTI 45

W

WPW 症候群 23

著者紹介

柴山　謙太郎 Shibayama, Kentaro
（東京ベイ・浦安市川医療センター循環器内科医長 / 心血管イメージング教育プログラムディレクター）
2005年千葉大学医学部卒業．倉敷中央病院，榊原記念病院，当院を経て，同年Cedars-Sinai Medical Center, Cardiac Noninvasive Laboratoryへ留学．2013年より現職．当院ではさらに心血管イメージングを学ぶための特別な教育プログラムを用意しており，専門医・学位取得，論文作成，学術発表をサポートしています．ご興味のある方は当院HP（https://tokyobay-mc.jp/news_blog/recruit-heartcenter/）をご覧ください．
*YouTubeにて『POC心エコー』のアカウント名で，本書の動画をアップしています．今後も動画をアップしていきますので，是非チャンネル登録をしてご利用ください！

 POC心エコー
https://www.youtube.com/channel/UCT2DYIxfZynZwBozE-bun1w

舩越　拓 Funakoshi, Hiraku
（東京ベイ・浦安市川医療センター救急集中治療科救急外来部門部長 /IVR科科長）
2005年千葉大学医学部卒業．松戸市立病院，千葉大学医学部附属病院，旭中央病院，東京女子医科大学八千代医療センターを経て現職．医学博士，公衆衛生修士．専門は臨床決断，画像下治療，医学教育，救急集中治療の分野で超音波の有用性を広めるため各教育コースを展開中．
当部門では後期研修，短期研修などを積極的に受け入れています．ぜひ一度見学に来てください．

渡辺　弘之 Watanabe, Hiroyuki
（東京ベイ・浦安市川医療センターハートセンター長）
1987年弘前大学医学部卒業．千葉大学第三内科（現 循環器内科），神戸市立中央市民病院，大阪市立大学と榊原記念病院を経て2012年から現職．循環器疾患の最適な治療を目指し，心エコー図を活かした循環器診療に関わる．心エコー図を，科学的に臨床を捉える重要なツールと捉え，その価値を多職種臨床チームの共通言語にまで高めること，その方法を改善し周知することが，心エコー図に携わるスタッフの大切な使命と考えている．

検印省略

POC心エコーマニュアル
Point of Careで症状から考える心臓超音波検査

定価(本体 2,500円 + 税)

2018年 3月10日　第1版　第1刷発行
2020年 6月11日　同　　　第3刷発行

著　者	柴山謙太郎・舩越　拓
監修者	渡辺　弘之
発行者	浅井　麻紀
発行所	株式会社 文光堂
	〒113-0033　東京都文京区本郷7-2-7
	TEL（03）3813-5478（営業）
	（03）3813-5411（編集）

Ⓒ柴山謙太郎・舩越　拓・渡辺弘之, 2018　　　　印刷・製本：真興社

ISBN978-4-8306-1942-7　　　　　　　　　　　　Printed in Japan

- 本書の複製権，翻訳権・翻案権，上映権，譲渡権，公衆送信権（送信可能化権を含む），二次的著作物の利用に関する原著作者の権利は，株式会社文光堂が保有します．
- 本書を無断で複製する行為（コピー，スキャン，デジタルデータ化など）は，私的使用のための複製など著作権法上の限られた例外を除き禁じられています．大学，病院，企業などにおいて，業務上使用する目的で上記の行為を行うことは，使用範囲が内部に限られるものであっても私的使用には該当せず，違法です．また私的使用に該当する場合であっても，代行業者等の第三者に依頼して上記の行為を行うことは違法となります．
- JCOPY〈出版者著作権管理機構 委託出版物〉
本書を複製される場合は，そのつど事前に出版者著作権管理機構（電話 03-5244-5088，FAX 03-5244-5089, e-mail：info@jcopy.or.jp）の許諾を得てください．